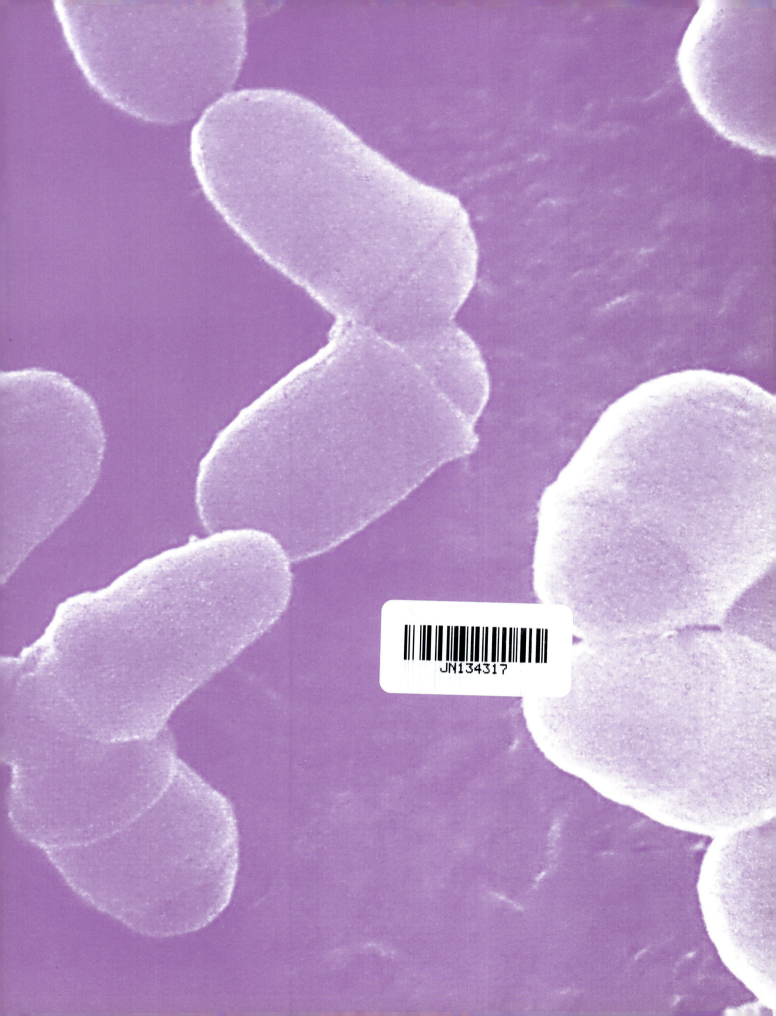

楽しい調べ学習シリーズ

ヒトの体にすみつく生き物

寄生虫から細菌・ウイルスまで

[監修] 辨野義己

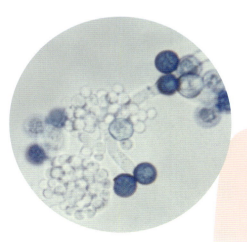
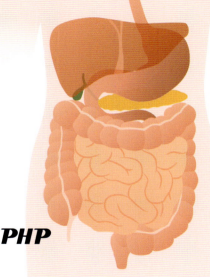
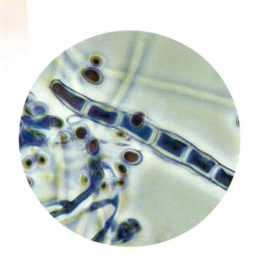

PHP

はじめに

　私たちの体内にはたくさんの微生物が生息していることをご存知でしょうか？　とくに、口腔内（口の中）や腸内には数知れない微生物がすみついているのです。みなさんの中には、おなかの状態にふりまわされたり、アレルギーに悩まされたり、便秘でこまっていたり……さまざまな方がいらっしゃると思います。

　口腔内細菌や腸内細菌がヒトのさまざまな健康状態に寄与していることは、だれもが疑わないでしょう。さらに、ヒトには病気の原因となる細菌などから身を守る「免疫」というしくみがありますが、その6割を腸が担っています。そのわりに口や腸の健康に目を向けている方は少ないのではないでしょうか。

　通常、ヒトが食べたものが体内にとどまっている時間の平均は16～18時間です。3日も4日も大便が出なければ、それだけ老廃物がたまり、腐敗した有害物質が体内に回っているということです。

　大腸はヒトの体で一番病気の種類が多い臓器でもあります。今、わが国のがん患者のうち、大腸がん患者がもっとも多いこと

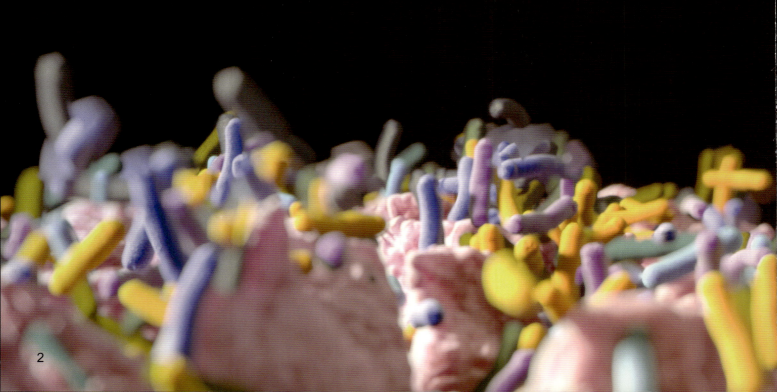

をご存知ですか？　さらに、脳の機能にも腸内細菌が関与していることもわかってきました。将来、脳を活性化する腸内細菌が発見されるかもしれません。

しかし、そのわりに意識されていないことが多く、大腸と長年向き合ってきた私は、「何とかしなければ！」という気持ちになるのです。

口と腸を意識した生活をすれば、病気もへるだろうし、アトピーや花粉症も改善され、脳もすっきりするかもしれません。そういった事実を伝えたくて、本書をお届けしたいのです。

本書では体内に生息している微生物がいかに私たちの体や生活に、知らない間に寄与しているかを紹介します。この本を読んでくださったみなさんの口腔内環境と腸内環境が改善され、健康な毎日を送れる人が一人でもふえてくれることを願います。

辨野義己

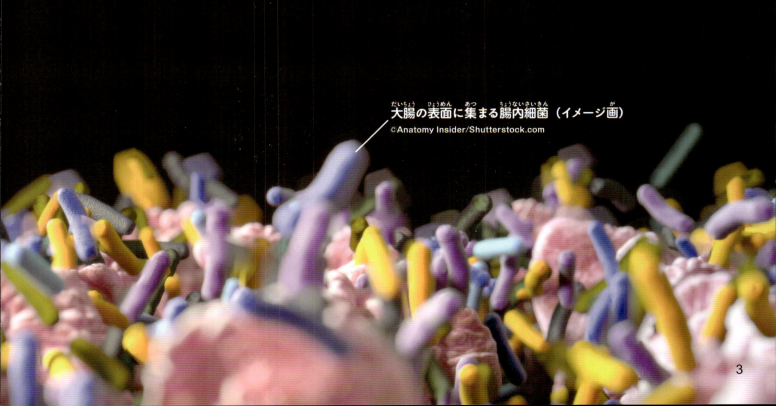

大腸の表面に集まる腸内細菌（イメージ画）
©Anatomy Insider/Shutterstock.com

もくじ

はじめに ……………………………………………………………… 2

第1章 ヒトにすみつく生き物がいるって本当?

地球上にはどんな生き物がすんでいるの? …………………… 6
ヒトの体の表面にすみつく生き物 ……………………………… 8
ヒトの体の中にすみつく生き物 ………………………………… 10
ヒトの体でどのようにくらしているの? ……………………… 12
ヒトの体にすむ細菌はどこからきたの? ……………………… 14

章末コラム 「ヒトにすみつく生き物」大きさくらべ ………… 16

第2章 ヒトはすみつかれていてもだいじょうぶ?

ヒトの体の中のお花畑 …………………………………………… 18
ヒトにすみつく細菌の勢力あらそい …………………………… 20
悪い菌が入ってくるのを防ぐ!? ………………………………… 22
食べ物の消化を助ける菌!? ……………………………………… 24
ヒトのおなかにいる善玉菌のはたらき ………………………… 26
免疫力を調整する生き物 ………………………………………… 28
にきびやふけの原因になる!? …………………………………… 30
虫歯や歯周病の原因になる!? …………………………………… 32
抗生物質を飲みすぎると悪さをする …………………………… 34
体の中にひそんで悪さをする …………………………………… 36
ふだんいない場所で悪さをする ………………………………… 38
くさいにおいをつくる …………………………………………… 40
菌をすべてなくせばいいの? …………………………………… 42

章末コラム ヒトにすみつく寄生虫 …………………………… 44

第3章 ヒトにすみつく生き物がヒトを助ける?

胃の中にすむピロリ菌は本当に悪者? ………………………… 46
アレルギーの改善に役立つ!? …………………………………… 48
腸内細菌で太りにくくなる!? …………………………………… 50
腸内細菌で糖尿病を防ぐ? ……………………………………… 52
腸内細菌ががんを防ぐ!? ………………………………………… 54
腸内細菌が脳を助ける!? ………………………………………… 56
腸内細菌で新しい治療法をつくる!? …………………………… 58

章末コラム おなかの調子がわかる大便 ……………………… 60

さくいん ……………………………………………………………… 62

第1章

ヒトにすみつく生き物がいるって本当？

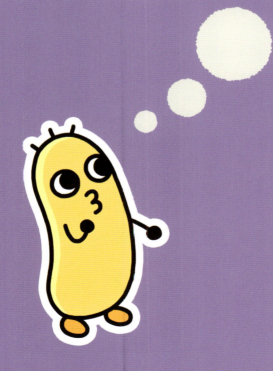

地球上にはどんな生き物がすんでいるの？

地球上には、500万〜3000万種もの生き物がすんでいるとされています。それらの生き物は、もともと一つの生命から枝分かれをくり返してできたものです。そうした進化の途中で、さまざまな生き物から栄養分をうばってくらす生き物が現れてきました。

生き物の種類

地球は、宇宙にただようちりが集まってできた微惑星や隕石がぶつかり合って、今から約46億年前にできたと考えられています。最初は真っ赤な火の玉のようだった地球も、やがて冷えてかたまり、大量の雨が降って、海ができました。

約38億年前には、植物とも動物とも見分けのつかない最古の生命が誕生したと考えられています。最初は単純だった体のつくりも、長い時間をかけて種類をふやすうち、しだいに複雑になりました。今では、まだ見つかっていないものもふくめ、地球上には500万〜3000万種もの生き物がいると考えられています。

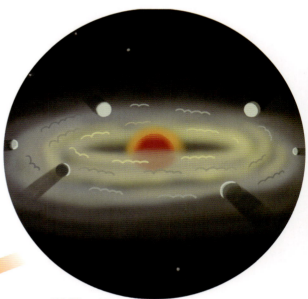

微惑星の誕生
ちりがつぎつぎにぶつかって、だんだん大きくなり、直径数kmの微惑星になった。

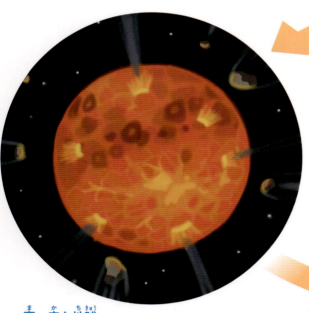

真っ赤な地球
地球のもとになる原始地球が誕生したばかりのころは、微惑星や隕石の衝突が続いていて、地球全体がとけてマグマの海（マグマオーシャン）ができた。

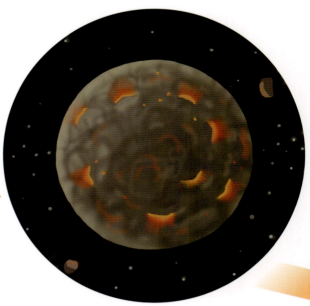

かたまりはじめた地球
微惑星や隕石の衝突がへっていくと、マグマは冷えてかたまり、地球の表面にかたい地殻ができる。やがて、雨が降って海ができた。

第1章 ヒトにすみつく生き物がいるって本当?

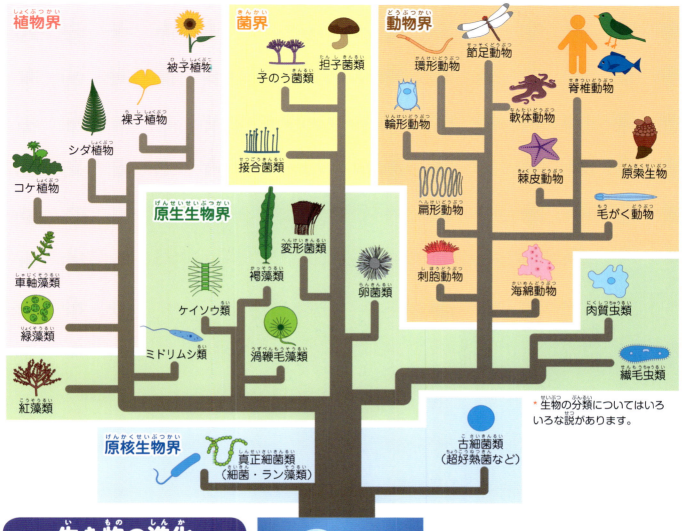

*生物の分類についてはいろいろな説があります。

生き物の進化

約38億年前に最古の生命が誕生してから、分化をくり返して新たな種類ができました。その結果、原核生物界・原生生物界・植物界・菌界・動物界の5つのグループが誕生し、その中からほかの生き物の体にすみついて栄養分をえる微生物や寄生虫なども出てきました。

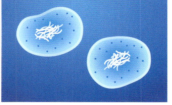

最古の生命
一つの細胞からなる単細胞生物で、細胞の中に核をもたない、今でいう原核生物のような生き物だったと考えられている。

現在の地球
大陸が長い時間をかけて移動し、分裂や合体をくり返して、今のような地球ができた。

©NASA

ヒトの体の表面にすみつく生き物

目には見えませんが、わたしたちヒトの体の表面には、さまざまな生き物がすみついています。どんな生き物が、どこにすみ、どんなくらしをしているのか、まず体の表面にすみついている生き物から紹介していきます。

ヒトの血を吸う生き物

ヒトの体にすみついている生き物には、つねにすみついているもの、ときどきすみつくものなど、さまざまな種類があります。その中でも、ヒトの体の皮ふや髪の毛などにとりついて、先のとがった口を皮ふに突きさして血を吸う生き物がいます。吸った血は自分やおなかの中の卵の栄養分としています。このようにほかの生き物から一方的に利益をえる生き物を「寄生生物」といい、動物に分類されるものを「寄生虫」といいます。

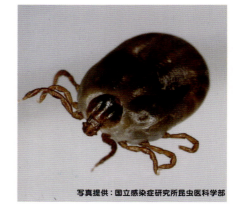

マダニ
クモのなかまで、ほ乳類の皮ふにとりついてぎざぎざのついた口で血を吸う寄生虫。体長はふだん2.5mmほどで、血を吸うと10mmにもなる。

写真提供：国立感染症研究所昆虫医科学部

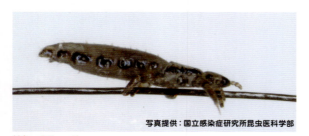

写真提供：国立感染症研究所昆虫医科学部

頭の髪の毛につかまるアタマジラミ
昆虫のなかまで、ヒトにとりついて血を吸う寄生虫。体長は1～4mm。血を吸われると、激しいかゆみを感じる。ヒトにすみつくシラミには、このほかにケジラミがいる。

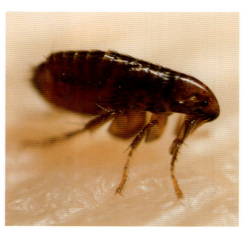

皮ふから血を吸うノミ
昆虫のなかまで、イヌやネコなどのほ乳類にとりついて先のとがった口で血を吸う寄生虫。全長約3mmで、血を吸った後にジャンプして移動する。

©schankz/Shutterstock.com

コラム

細胞をもたないウイルスも生物？

すべての生き物は細胞からできていて、その中の遺伝子を複製して細胞をふやし、栄養分をつくって成長するものと考えられています。しかし、ウイルスは遺伝子とかたい殻をもっているだけで、自分で遺伝子を複製したり栄養分をつくったりすることができません。そこで、ほかの生き物の細胞に入りこんで、その細胞に自分のコピー（子ども）をつくってもらいます。そのため、生き物にはふくめられていません。しかし、遺伝子をもち、子どもをふやすことができるため、生物と非生物の間のものと考えられています。

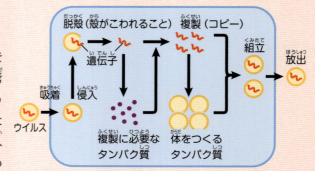

ウイルスのふえかた
ほかの生物の細胞に入りこみ、その細胞がふえるときに自分の遺伝子のコピーをつくってもらう。それらの遺伝子が、細胞の中の栄養分を使って新しいウイルスになってふえていく。

ヒトの皮ふにすみつく生き物

ヒトの皮ふには、数十億個もの細菌やウイルスがすみついています。細菌は、皮ふの表面よりも毛穴の中に多くすんでいます。毛穴の中には皮脂腺という脂（皮脂）を出す腺がありますが、皮ふを不潔にしておくと、皮脂や細菌が毛穴をふさいでにきびやはれを引きおこします。また、足や太ももの付け根などの皮ふに白せん菌がすみつくと、水虫という皮ふ病を引きおこします。

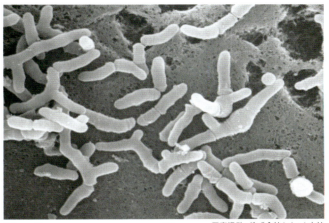

写真提供：株式会社ヤクルト本社

顔の皮ふにすみつくアクネ菌
ヒトの顔・背中の皮ふや毛穴にすみ、皮ふから出る脂を栄養分とする細菌。にきびの原因の一つ。

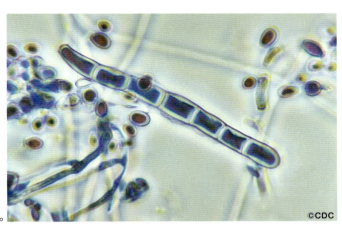

©CDC

足の皮ふにすみつくカビ（白せん菌）
キノコに近い真菌とよばれるなかまで、ヒトの皮ふや爪、髪の毛などから栄養分をとる寄生生物。カンジダ菌やマラセチア、白せん菌というカビのなかまが、ヒトの体にすみついている。足などの皮ふを栄養分とする白せん菌は、水虫ともよばれる。

水ぶくれをつくるヘルペスウイルス
くちびるや目、背中の皮ふなどに小さな水ぶくれをつくるウイルスのなかま。水ぼうそうもヘルペスウイルスの一種が原因でおこる。

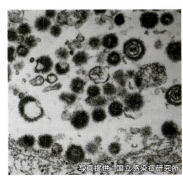

写真提供：国立感染症研究所

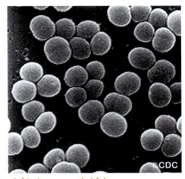

©CDC

黄色ブドウ球菌
果物のブドウのように見える細菌のなかま。いくつもの種に分かれていて、ヒトのてのひらの皮ふや鼻の穴の中など、さまざまなところにいる。

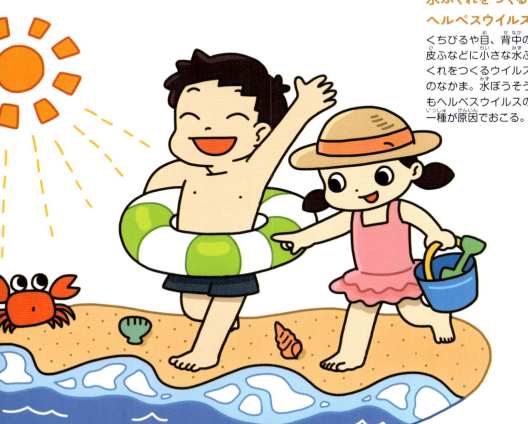

ヒトの体の中にすみつく生き物

わたしたちヒトの体の中にも、さまざまな生き物がすみついています。口や胃、腸など、どんなところに、どんな生き物がすんでいるのか、体の中にすみついている生き物を紹介します。

口や胃の中にすむ細菌

口や鼻から入った空気や食べ物の中には、さまざまな細菌がふくまれています。食べ物は、口から出るだ液や胃から出る胃液のはたらきで消化されて、細菌の多くは死んでしまいます。口の中で生き残った細菌は、歯の表面にくっついて歯垢（プラーク）とよばれる膜をつくり、酸を出して歯をとかし、虫歯をつくるのです。また、胃の中にすむピロリ菌は、胃かいようや胃がんを引きおこします。

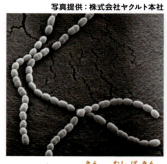

ミュータンス菌（虫歯菌）
歯垢の中にすむ細菌。酸で歯のエナメル質をとかし、虫歯をつくる原因になる。

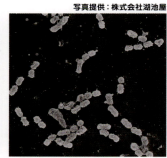

ジンジバリス菌（歯周病菌）
食べ物のかすからできる歯垢を栄養分とする口内細菌。歯肉が化のうする歯周病の原因の一つ。

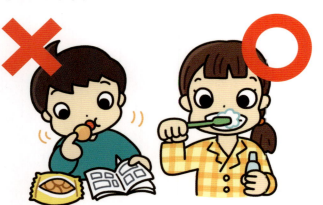

虫歯予防のためのだらだら食い禁止
長時間だらだらと食べ続けていると、口の中の細菌によって酸がつくられ、虫歯の原因になる。食後の歯みがきで虫歯を予防しよう。

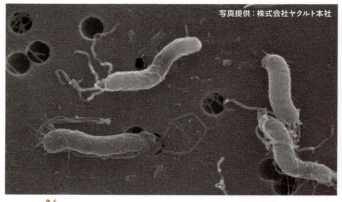

ピロリ菌
胃の内壁をおおう粘膜をとかして、胃かいようをつくる原因となる。

コラム

胃や腸は体の中なの？外なの？

ヒトの口から食道、胃や腸、肛門までを合わせて「消化管」といい、ちくわと同じ管のような形をしています。消化管全体が体の中にあっても、皮ふと同じで外に接していて、食べ物だけでなく、細菌やウイルスなどと接しています。そのため、口や食道、胃や腸には、それぞれヒトの体内に悪いものが入らないようにするはたらきがあります。

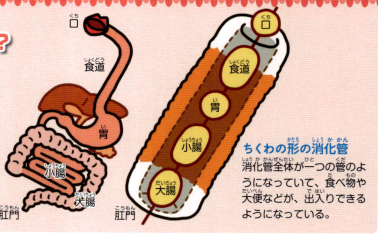

ちくわの形の消化管
消化管全体が一つの管のようになっていて、食べ物や大便などが、出入りできるようになっている。

ヒトの細胞数より多い細菌の数

ヒトの体にすむ生き物の中で、もっとも多いのは細菌です。それらの細菌は、ヒトの皮ふや口、鼻の穴の中やのど、胃や腸の中などにいつもすみついていることから、常在菌といわれています。ヒトの体は約37兆個の細胞でできていますが、その体には約600兆個以上もの細菌がすんでいるとされています。その重さは、体全体で2～2.5kg、腸の中の細菌（腸内細菌）だけでも、約1.5kgにもなるといわれます。

大便球菌と大便桿菌写真提供：理化学研究所 辨野義己

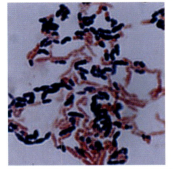
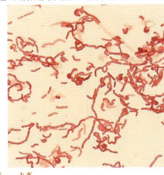

大便球菌（左）と大便桿菌（右）
ともに酪酸という短鎖脂肪酸（→51ページ）をつくる腸内細菌。「大便菌」ともいう。健康で長生きの人の大便には、これらとビフィズス菌が多くふくまれているため、「長寿菌」ともよばれる。

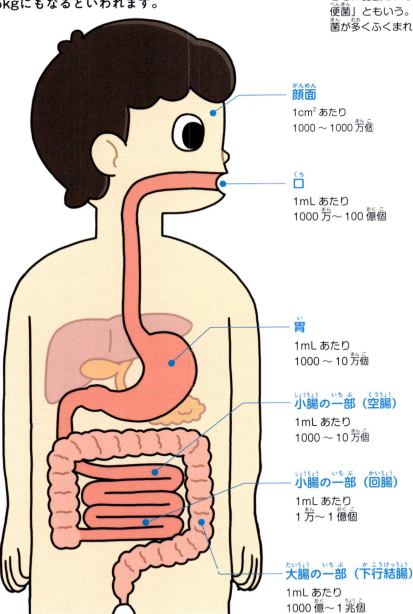

顔面
1cm² あたり
1000～1000万個

口
1mL あたり
1000万～100億個

胃
1mL あたり
1000～10万個

小腸の一部（空腸）
1mL あたり
1000～10万個

小腸の一部（回腸）
1mL あたり
1万～1億個

大腸の一部（下行結腸）
1mL あたり
1000億～1兆個

小腸や大腸などの中にすむ細菌の数
胃や十二指腸で消化された食べ物は、小腸でさらに小さくくだかれて大腸に送られる。そのとき、もともと胃や十二指腸にはいない細菌に汚染されると、食中毒などの病気をおこす。

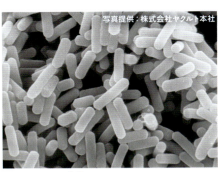

ウェルシュ菌
肉や魚、野菜料理などに繁殖して、食べると下痢などの食中毒をおこす腸内悪玉菌。

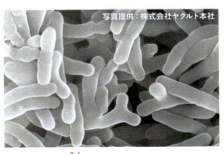

ビフィズス菌
乳酸菌とよばれる腸内細菌の一つ。いわゆる善玉菌。

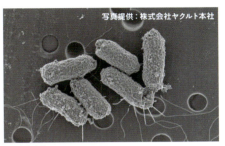

大腸菌
食中毒をおこす細菌。腸内で代表的と思われていたが、腸内細菌にしめる割合は約0.01％。

ヒトの体でどのようにくらしているの？

どんなに小さな生き物でも、栄養分がないと生きていくことはできません。わたしたちの体にすみついているさまざまな種類の細菌たちは、どこから、どのようにして栄養分をえて、くらしているのでしょうか。

待っているだけで栄養分がくる

細菌は、あたたかくて湿り気があり、栄養分の豊富な場所で数をふやします。わたしたちの皮ふもその一つです。細菌たちは、ヒトが出す汗と脂（皮脂）からくらしに必要なビタミンなどをつくり、細菌どうしで助けあって生きています。また、ヒトが食べた食べ物は、口から胃や十二指腸を通って消化され、栄養分は小腸で吸収されます。消化できないものは、大腸で水分が吸収されて大便として体の外に出されます。小腸・大腸の中には、こうした過程でできる物質を栄養分とする細菌がすんでいます。

胃の中のはたらき
胃壁がのびたり縮んだりして、強酸性の胃液が分泌される。胃液はタンパク質を分解し、細菌も殺す。ピロリ菌がすみついている人もいる。

小腸の中のはたらき
小腸の入り口にある十二指腸ですい液や胆汁が分泌され、炭水化物やタンパク質、脂肪が分解される。その後、小腸で栄養分が吸収される。

小腸の内側（イメージ画）
柔毛という小さなでっぱりにおおわれている。この表面から栄養分を吸収する（→24ページ）。
©nobeastsofierce/Shutterstock.com

大腸の中のはたらき
水分やアミノ酸などを吸収し、大便をつくる。すみついている細菌によって食物繊維が分解されたり、酪酸などの短鎖脂肪酸やビタミンなどの栄養分がつくられたりする。

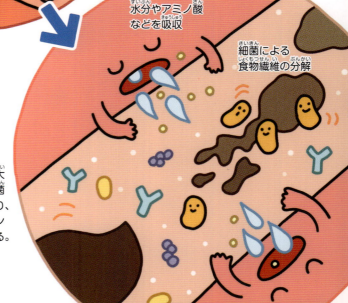

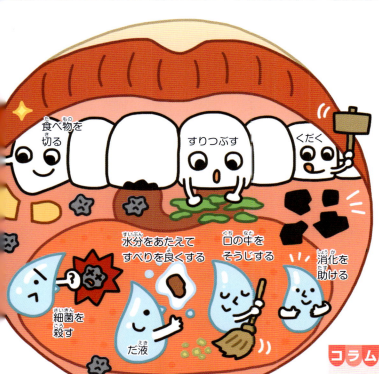

おなかの中は空気のない細菌天国

ヒトの体にすみつく細菌の大部分は、空気（酸素）にふれるのをきらう嫌気性細菌です。口の中にすむ細菌は、歯と歯ぐきのすき間や、歯の表面の歯垢（プラーク）のかたまりの中で、空気にふれないようにしています。嫌気性細菌の種類と数がもっとも多いのが、大腸の中です。ヒトにすみつく細菌の約90％が、ヒトの口や食道、胃や腸などの消化管にいるといわれます。

口の中のはたらき
歯で食べ物を細かくし、だ液でデンプンなどを分解し、細菌も殺す。虫歯や歯周病の原因になる細菌がすみついている。

コラム

大便でわかるおなかの健康

大便をする回数は、1日1回朝食後が多いとされています。しかし、2～3日に1回という人や、1日2回という人の場合でも正常の範囲とされています。

おなかの健康度は、大便の回数よりかたさで判断されることが多く、イギリスのブリストル大学が定めた「ブリストルスケール」が、よく知られています。黄褐色で、バナナのような大便が、正常とされています。

とてもおそい（約100時間） ↑
消化管の通過時間
↓ **とても早い（約10時間）**

①		ウサギのふんのようなかたくて粒のようなコロコロ便
②		短くかたまったかたい便
③		水分が少なく、ひび割れたややかたい便
④		適度なやわらかさで、バナナ状のふつうの便
⑤		水分が多くて、ややややわらかい便
⑥		形のないどろのような便
⑦		水のような便

大便の健康度を知るブリストルスケール
大便のかたさを7段階に分けて、腸内の健康状態を判断する。かたさ④が健康とされている。

第1章 ヒトにすみつく生き物がいるって本当？

ヒトの体にすむ細菌はどこからきたの？

わたしたちヒトの体には、さまざまな種類の多くの細菌がすみついていることを紹介しました。では、それらの細菌は、いつ、どのようにして、ヒトの体にすみつくようになるのでしょうか。それらの過程が、最近わかってきました。

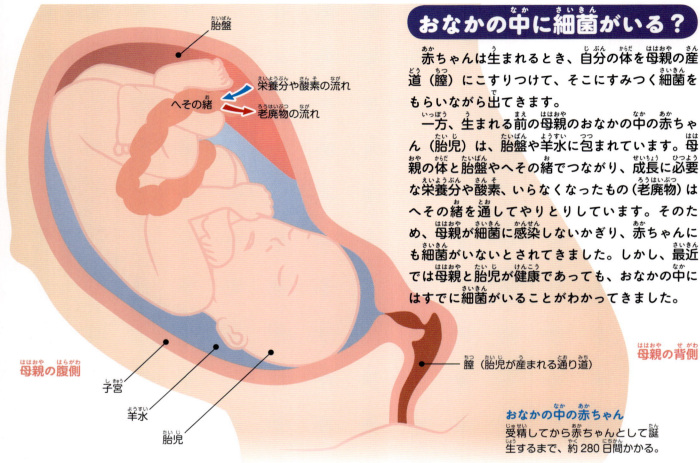

胎盤
栄養分や酸素の流れ
へその緒
老廃物の流れ
母親の腹側
子宮
羊水
胎児
膣（胎児が産まれる通り道）
母親の背側

おなかの中に細菌がいる？

赤ちゃんは生まれるとき、自分の体を母親の産道（膣）にこすりつけて、そこにすみつく細菌をもらいながら出てきます。

一方、生まれる前の母親のおなかの中の赤ちゃん（胎児）は、胎盤や羊水に包まれています。母親の体と胎盤やへその緒でつながり、成長に必要な栄養分や酸素、いらなくなったもの（老廃物）はへその緒を通してやりとりしています。そのため、母親が細菌に感染しないかぎり、赤ちゃんにも細菌がいないとされてきました。しかし、最近では母親と胎児が健康であっても、おなかの中にはすでに細菌がいることがわかってきました。

おなかの中の赤ちゃん
受精してから赤ちゃんとして誕生するまで、約280日間かかる。

母親の腸内環境が重要？

マウス（実験用ネズミ）を使った最近の研究では、母親が食べた乳酸菌やビフィズス菌は、母親の腸の中だけでなく、胎児のまわりの羊水や胎児の腸内にもいることがわかりました。母親と胎児の腸の間に、細菌が伝わる経路があることがわかってきたのです。こうして、母親の腸内細菌が赤ちゃんに受けつがれるため、母親が良い腸内環境をつくることが大切です。

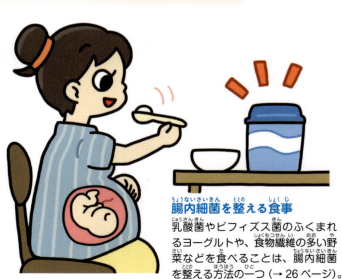

腸内細菌を整える食事
乳酸菌やビフィズス菌のふくまれるヨーグルトや、食物繊維の多い野菜などを食べることは、腸内細菌を整える方法の一つ（→26ページ）。

成長するにつれて変化する細菌

生まれたばかりの赤ちゃんの腸内には、あまり細菌は見られません。しかし、生まれてから24時間以内に、大腸菌や腸球菌、ブドウ球菌、クロストリジウム属などの細菌がふえて、生後3〜4日で授乳とともに、乳酸桿菌＊、ビフィズス菌などの細菌がふえはじめます。

生後1年ぐらいまでの赤ちゃんの腸内には、ビフィズス菌が多く、その後離乳食をはじめるとだんだん腸内細菌が変化します。2〜5歳には、大人と同じようにたくさんの種類の腸内細菌叢（腸内細菌の集まり→18ページ）ができあがり、ふだんの食事や運動などの生活習慣によって個人差が出てきます。

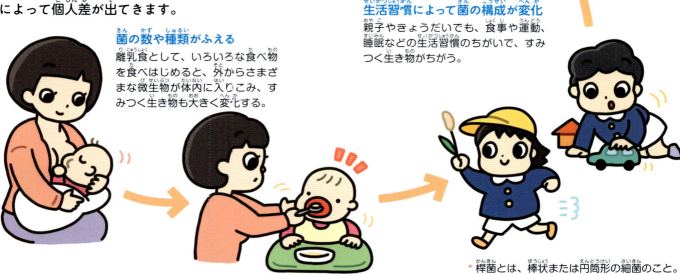

菌の数や種類がふえる
離乳食として、いろいろな食べ物を食べはじめると、外からさまざまな微生物が体内に入りこみ、すみつく生き物も大きく変化する。

生活習慣によって菌の構成が変化
親子やきょうだいでも、食事や運動、睡眠などの生活習慣のちがいで、すみつく生き物がちがう。

＊桿菌とは、棒状または円筒形の細菌のこと。

コラム

まわりから影響を受ける細菌

腸内細菌叢に、どんな種類の細菌がどれくらいいるかという割合は、人それぞれにちがいます。それでも、同じ家族どうしではにたところがあり、とくに母親とはよくにていることがわかっています。これは、子どもが母親の産道にふれたり、母乳を飲むとき皮ふにふれたりすることが多いためと考えられています。

しかし、腸内細菌叢の構成割合は、同じヒトでも体調の良いとき・悪いときで変化し、同じ母親から生まれた双子でも、育った環境や生活のちがいで細菌叢も変化します。

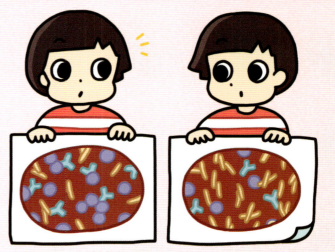

双子どうしの腸内細菌叢の構成調べ
指紋などではちがいがわからない場合でも、腸内細菌叢を調べると本人のものかどうかを確認できるようになるかもしれない。

章末コラム

「ヒトにすみつく生き物」大きさくらべ

ヒトにすみつく生き物の大部分は、目に見えないほど小さなもので、微生物とよばれています。ところが、ヒトの腸の中にすみつくカイチュウやギョウチュウなどの寄生虫は、成虫になると体長が数cmのものから10mを超すものまでいます。

小さいものを観察する道具

小さなものを拡大して見る道具には、身近なものでルーペ（虫眼鏡）があります。ルーペに使われるレンズを応用したのが光学顕微鏡です。1μm*ほどの細菌を見ることができます。

ウイルスの大きさは、10〜300nm*ととても小さいため、光学顕微鏡では見られません。そこで使われるのが、さらに小さなものを見ることができる電子顕微鏡です。光の代わりに電子線を使っており、なかには0.1nm以下のものまで見ることができるものもあります。

*1μm（マイクロメートル）は1mmの1000分の1、1nm（ナノメートル）は1μmの1000分の1の長さ。

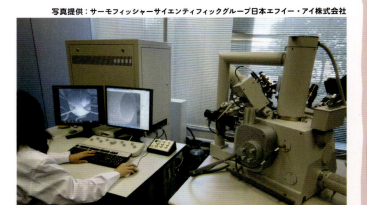

写真提供：サーモフィッシャーサイエンティフィックグループ日本エフイー・アイ株式会社

電子顕微鏡
試料（調べる材料）を右の機械に入れ、電子線を当てて拡大した像を左の画面で見る。写真は走査型電子顕微鏡。

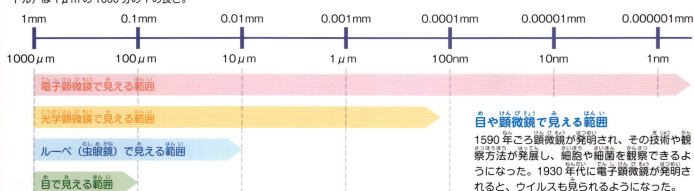

目や顕微鏡で見える範囲
1590年ごろ顕微鏡が発明され、その技術や観察方法が発展し、細胞や細菌を観察できるようになった。1930年代に電子顕微鏡が発明されると、ウイルスも見られるようになった。

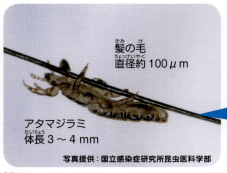

髪の毛 直径約100μm
アタマジラミ 体長3〜4mm
写真提供：国立感染症研究所昆虫医科学部

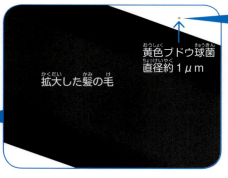

拡大した髪の毛
黄色ブドウ球菌 直径約1μm

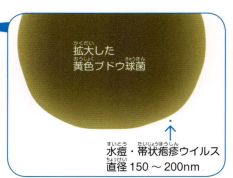

拡大した黄色ブドウ球菌
水痘・帯状疱疹ウイルス 直径150〜200nm

大きさくらべ

細菌の大きさを1μm、ヒトの大きさを1.5mとすると、ヒトは細菌の約150万倍。1.5mの150万倍は約2250kmで、直線距離にして北海道の札幌市から沖縄県の那覇市ぐらい。細菌にとってヒトは、ヒトにとっての日本列島と同じようなもの。

第2章

ヒトは すみつかれていても だいじょうぶ？

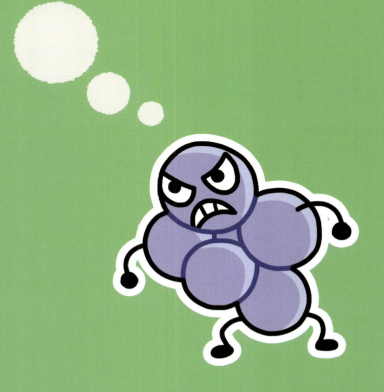

ヒトの体の中のお花畑

　ヒトの口や胃、腸の中には、たくさんの微生物がすみついています。それらを顕微鏡で見ると、さまざまな種類の細菌がなかまどうしで集まって、まるでお花畑のように見えます。そのため、それらの細菌の集まり（細菌叢）は、フローラ（花畑）ともよばれています。

細菌の集まり

　細菌叢の「叢」は、植物の集まりをさす漢字で、「くさむら」とも読みます。そこから、細菌の集まりを「細菌叢」とよぶようになりました。ヒトの体には、胃や腸などの消化器、皮ふ、口の中、鼻の穴など、外と接するところすべてに細菌がいます。それぞれの細菌の種類や割合は、すみつく場所によってちがいます。口の中の細菌の集まりを「口腔内細菌叢（口腔内フローラ）」、腸の中の細菌の集まりを「腸内細菌叢（腸内フローラ）」といいます。

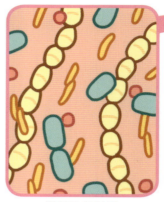

口腔内細菌叢
（口腔内フローラ）

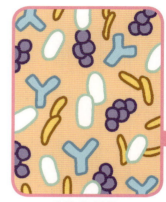

腸内細菌叢
（腸内フローラ）

コラム

ヒトにすみつく細菌を調べる

　ヒトの体全体で見ると、ヒトがもつ体の細胞の20倍以上の数の細菌がすみついているといわれます。それらの細菌は、ヒトが出すものや、ほかの細菌が出すものを栄養分にして、生きています。こうした皮ふや口、腸など、ヒトの体にすむ微生物の生態系（生き物どうしのつながり）を「マイクロバイオータ」といいます。

　昔は、ヒトのマイクロバイオータを調べるために、細菌を育ててふやす方法しかありませんでした。これだと、空気（酸素）をきらう細菌などをくわしく調べることができませんでした。しかし、細菌がもつDNAやRNAといった遺伝子の情報を調べられるようになって、細菌叢にどんなはたらきをする種類の細菌がいて、それぞれどのくらいの割合ですみついているのかがわかるようになりました。

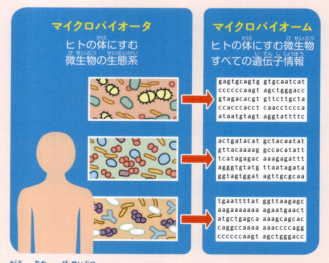

体の中の微生物
体内の微生物がもつ遺伝子情報のすべてを、「マイクロバイオーム」とよぶ。それらの遺伝子のはたらきを調べて、ヒトに役立つものを探す研究が進められている。

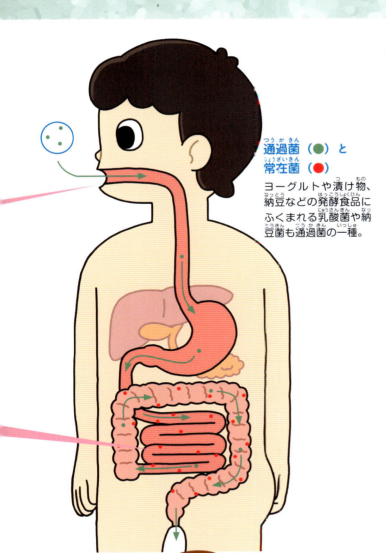

通過菌(●)と常在菌(●)

ヨーグルトや漬け物、納豆などの発酵食品にふくまれる乳酸菌や納豆菌も通過菌の一種。

ヒトの体でいちばん多い腸内細菌

腸の中の細菌には、ヒトが食事などで取り入れると、すぐ体の外に出てしまう「通過菌」と、いつも腸の中にすみついている「常在菌」がいます。それらの数は、600兆〜1000兆個に達するといわれています。

なかでも常在菌は、大腸表面をおおう0.1mmほどの粘膜にくっつき、細胞分裂をくり返して自分の分身（子ども）をふやします。一つの細菌は、6〜7時間で1万〜1000億倍にもふえますが、3日ほどしか生きられません。死んだ細菌は、食べ物の残りかすやはがれた腸の粘膜といっしょに、大便として体の外に出されます。

写真提供：森永乳業株式会社

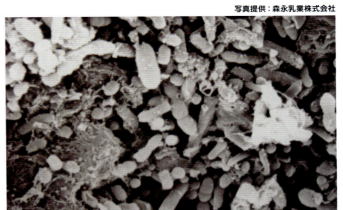

ヒトの大便の中の細菌叢（電子顕微鏡写真）
乾燥した大便1gには、約1兆個もの腸内細菌がいます。

第2章 ヒトはすみつかれていてもだいじょうぶ？

ヒトにとって良い菌と悪い菌

ヒトの腸内には、1000種類以上の細菌がすむといわれています。そのうち、ヒトにとって良いはたらきをするものは善玉菌、悪いはたらきをするものは悪玉菌、どちらでもないものは日和見菌とよばれています。善玉菌は腸の運動を整え、消化・吸収を助けて大便を出しやすくします。一方、悪玉菌は、ヒトが食べた肉やハムなどのタンパク質やアミノ酸から有害な物質をつくり、腸に炎症やがんを引きおこします。

ところが、善玉菌にも、ほかの菌といっしょになると悪いはたらきをするものもいれば、悪玉菌でも良いはたらきをするものもいます。また、良いはたらきも悪いはたらきもするといわれる日和見菌のはたらきは、まだよくわかっていません。しかし、今後の研究でどんなはたらきをするかが解明されていくことでしょう。

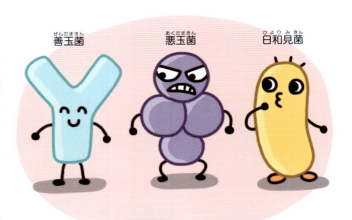

いろいろな腸内細菌
善玉菌の代表的なものに、糖を分解して乳酸をつくる乳酸菌や酢酸をつくるビフィズス菌、酪酸をつくる大便菌などがいる。悪玉菌の代表的なものにはウェルシュ菌や黄色ブドウ球菌、ディフィシル菌、フラギリス菌などがいる。

ヒトにすみつく細菌の勢力あらそい

　ヒトにすみつく細菌のうち、ヒトにとって良いはたらきをするのが善玉菌、悪いはたらきをするのが悪玉菌で、あとは日和見菌です。腸の中にすむ細菌の数はだいたい決まっていて、その中で悪玉菌の割合が高くなると、ヒトは体調をくずします。

おなかの中の細菌バランス

　健康な大人の腸内細菌叢の中でも、いわゆる善玉菌と悪玉菌とよばれる細菌は、少数派です。健康な人では、善玉菌が約20％、悪玉菌が約10％といわれ、残り約70％ともっとも多いのが日和見菌です。この細菌は、「日和見（つごうの良いほうの味方）」の名前が表すように、悪玉菌がふえると、日和見菌も悪玉菌と同じようなはたらきをします。そのため、おなかが痛くなったり、肌があれたりするなど、体の調子が悪くなってしまうのです。

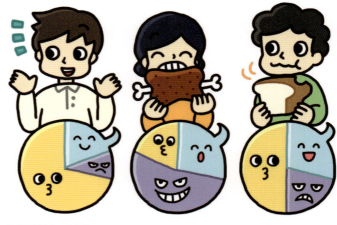

腸内細菌の割合
健康な人（左）の善玉菌と悪玉菌と日和見菌の割合は、2：1：7といわれる。しかし、健康でも、肉（中央）やパン（右）をよく食べるなど食生活がちがうと腸内細菌の割合がちがい、腸内にすむ善玉菌や悪玉菌の種類もちがうようになる。

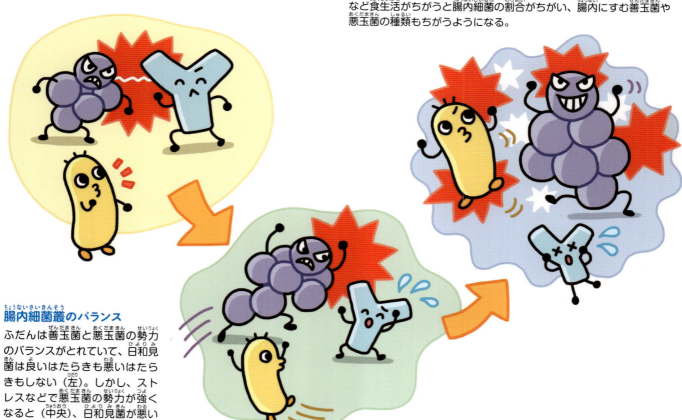

腸内細菌叢のバランス
ふだんは善玉菌と悪玉菌の勢力のバランスがとれていて、日和見菌は良いはたらきも悪いはたらきもしない（左）。しかし、ストレスなどで悪玉菌の勢力が強くなると（中央）、日和見菌が悪いはたらきをするようになる（右）。

細菌バランスがくずれる原因

腸内には、善玉菌、悪玉菌、日和見菌などさまざまな種類の細菌がいて、それぞれ助けあったり、ほかの細菌のはたらきをおさえたり、自分たちがくらしやすいように毎日勢力争いをしています。

そのため、腸内細菌叢のバランスは、簡単にくずれてしまいます。悪玉菌がふえる原因としては、肉の食べすぎや体の疲労、ストレス、抗生物質（薬）を飲むことなどがあります。また、ヒトは年をとるにつれて、悪玉菌がふえていきます。

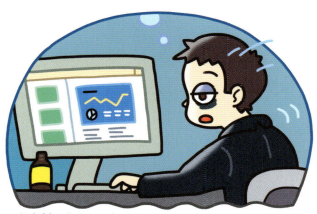

不規則な生活を続ける
食事をぬいたり夜ふかしをしたりするなど、生活のリズムが乱れると、腸内細菌叢のバランスがくずれて、消化・吸収・排せつなどの腸のはたらきも低下してしまう。

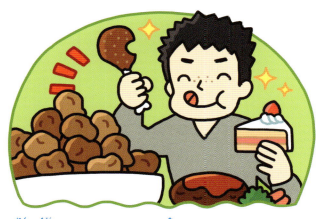

肉や脂っこいものをたくさん食べる
肉にふくまれるタンパク質や脂肪は悪玉菌の栄養分になり、悪玉菌がふえる。大便もくさくて黒褐色になる。

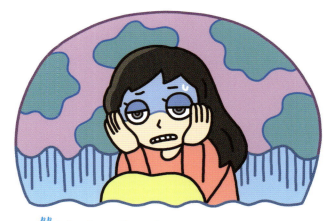

大きなストレスをかかえる
むずかしい仕事をまかされた人や、大震災などで強いストレスを受けた人は、腸内細菌叢のバランスが変化する。

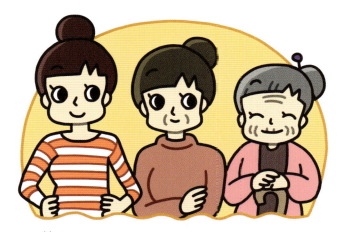

年をとる
20代の若者では、善玉菌が22〜25％、悪玉菌が10〜12％だが、中高年では、善玉菌が5〜8％にへる。さらに、高齢者になると善玉菌がほとんど見られなくなることもある。

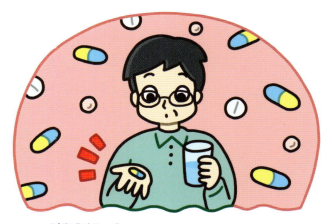

抗生物質を飲む
細菌が原因でおこる病気にかかったとき、細菌を殺す抗生物質を飲むことがある。病気の原因となる細菌以外に、善玉菌をへらすこともある。

第2章　ヒトはすみつかれていてもだいじょうぶ？

悪い菌が入ってくるのを防ぐ!?

ヒトの皮ふは、体全体をつつむ膜です。いつも空気や雨風にさらされていますが、そこにはいろいろな種類の細菌や寄生虫などがすみついています。しかし、健康な状態であれば、病気をおこすような細菌が体内に入ったり、ふえたりするのを防いでいます。

皮ふのはたらき

大人の皮ふの面積は平均約1.6m²で、重さは体全体の約16%もあり、体の中でもっとも大きな器官です。皮ふは、体の水分が失われたり、余分な水分が体内に入ったりするのを防いで体温を保つとともに、暑さや寒さ、痛みなどを感じるはたらきもします。

皮ふの表面からは、1000種類以上の微生物が見つかっています。また、頭や顔、首や手足の指などすみつく場所ごとに、すみつく細菌の種類がちがうこともわかっています。

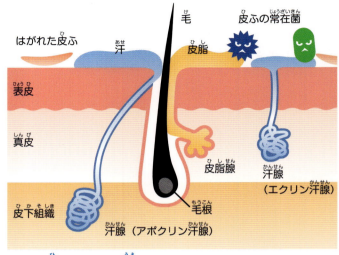

皮ふのつくり（上）
外側から表皮、真皮、皮下組織の3層がある。表皮の底のほうで新しい細胞がつくられ、皮ふの上に上がっていき、最後にはがれ落ちる。皮脂を出す皮脂腺は頭や顔などに多く、汗を出す汗腺は足の裏やわきなどに多い。

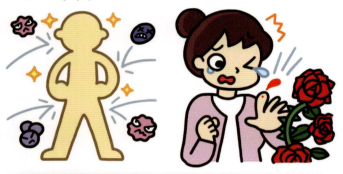

皮ふのはたらき（左）
体温を保ったり、体の外からのいろいろな刺激を感じたりする。刺激を感じ取る器官は真皮にある。

皮ふの表面を酸性に保つ

ヒトの頭や顔、首などの皮ふは、皮脂という脂分がよく出るところです。そうした場所には、にきびの原因となるアクネ菌やイヌやネコからうつって感染症の原因となる細菌がすみついています。手などの比較的乾燥した場所には表皮ブドウ球菌などがいます。そのほかキノコやカビのなかま（真菌）が数種いて、なかでもマラセチアという菌（→31ページ）のなかまが53〜83%をしめています。

これらの微生物は、皮脂を栄養分にして脂肪酸などをつくって、皮ふを弱酸性にするはたらきがあります。弱酸性の皮ふには殺菌作用があるため、病気を引きおこす黄色ブドウ球菌などがふえません。

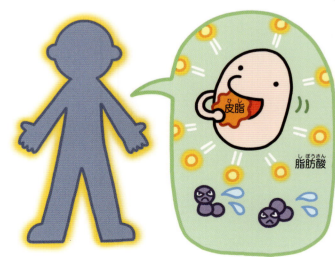

皮ふの常在菌がつくる脂肪酸で皮ふが弱酸性に
表皮ブドウ球菌などのはたらきで皮ふの表面が弱酸性になると、黄色ブドウ球菌はふえにくくなる。

皮ふのバリア機能を保つ

アクネ菌や表皮ブドウ球菌は、皮脂を栄養分にして、脂肪酸のほかに、グリセリン（グリセロール）という物質をつくります。グリセリンには、皮ふを保護して水分を保つはたらきがあり、化粧品の保湿成分としてよく使われます。皮ふのバリア機能やうるおいのある美肌を保つことに役立つのです。

こうしたはたらきから、アクネ菌や表皮ブドウ球菌は「美肌菌」ともよばれています。これと反対に、アクネ菌はにきびの原因にもなるため（→30ページ）、良い面だけをもっているわけではありません。

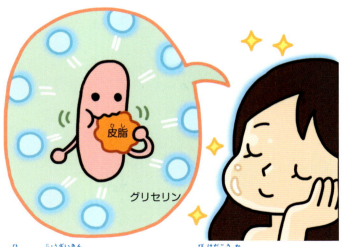

皮ふの常在菌がつくるグリセリンで美肌効果
グリセリンには、水分をたくわえて、乾燥を防ぐはたらきがある。

皮ふの上で抗菌薬をつくる!?

ヒトの皮ふなどでは、細菌の細胞膜に穴をあけて殺す抗菌ペプチドという成分がつくられています。この成分は、皮ふや筋肉などをつくるタンパク質と同じアミノ酸からできています。皮ふにすみつく細菌の中にも抗菌ペプチドを出すものがいて、病気をおこす細菌がふえるのをおさえています。

抗菌ペプチドは、細菌や真菌、一部のウイルスなど、さまざまな微生物を殺すことがわかってきました。これまでの抗生物質にくらべると細菌などが抵抗力をもちにくいため、新しい抗菌薬として期待されています。また、ヒトが食べても胃や腸などで消化されるので、食品保存剤や農薬などへの利用も考えられています。

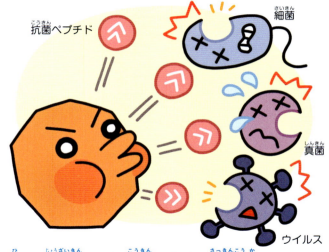

皮ふの常在菌がつくる抗菌ペプチドに殺菌効果
抗菌ペプチドは、微生物の体をおおう細胞膜に取りつき破壊する。

コラム

汗をかくと、くさくなるのはなぜ？

夏の暑い日に長時間歩いたり、走ったりすると、体中から汗がふき出します。汗を出すと体から水分と塩分が出ます。また、汗がかわくときに体から熱をうばうため、涼しく感じます。

しかし、汗をかいたままにしておくと、体や衣類がくさくなります。これは、汗のにおいではなく、汗腺（汗が出る穴）のまわりにすむ細菌などの微生物が汗を分解したにおいとされています（→40ページ）。

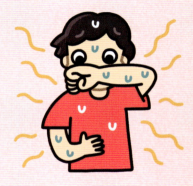

汗のにおい
体調や年齢、病気によって、汗の成分や微生物の種類などが変わり、汗のにおいも変わる。糖尿病の人は、甘酸っぱいにおいになる。

食べ物の消化を助ける菌!?

ヒトは、食べ物を食べると、口や胃などで小さく分解（消化）していき、小腸で食べ物にふくまれる栄養分を吸収します。大腸の中にすみつく細菌の中には、小腸で消化・吸収できない食べ物の栄養分を、吸収しやすい形に変えるはたらきをもつものがいます。

体の中で分解される食べ物

食べ物には、毎日の活動に必要なさまざまな栄養分がふくまれています。運動のエネルギーとなる米やパンなどの炭水化物や脂肪、筋肉のもとになる肉や魚などのタンパク質、体の調子を整える野菜や貝や海藻などのビタミン、ミネラルなどです。炭水化物の一つであるデンプンは、歯でかんで小さくし、口の中でだ液とまざると、腸で吸収されやすい糖に変わります。

だ液とまざった食べ物は、食道を通って胃に入ります。胃からは胃液が出て胃壁が動くと、タンパク質が分解されてアミノ酸となり、ミネラルの一つであるカルシウムなどがどろどろに消化されて腸へ運ばれます。小腸の入り口にある十二指腸では、すい液や胆汁が出て、炭水化物やタンパク質、脂肪が分解されてから小腸へ運ばれます。

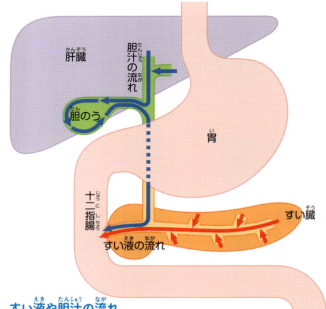

すい液や胆汁の流れ
すい液は、胃の後ろにあるすい臓でつくられる。胆汁は、肝臓でつくられ、一度胆のうにたくわえられてから、十二指腸に分泌される。

栄養分を吸収する小腸

だ液や胃液、すい液などでどろどろに分解された食べ物は、ブドウ糖やアミノ酸、脂肪酸などの栄養分に分解されて、小腸で吸収されます。小腸は長さが約7mもあり、その内側には細かなひだがあり、ひだの表面には柔毛という小さなでっぱりがあります。さらに、その表面を栄養吸収細胞がおおい、細胞の表面はさらに小さな0.01mmほどの微柔毛におおわれています。

これらのでっぱりをすべて平らにのばすと、小腸の表面積は、およそテニスコート1面分といわれています。それほど広い面積を使って、わたしたちは食べ物から栄養分のほとんどを吸収しているのです。

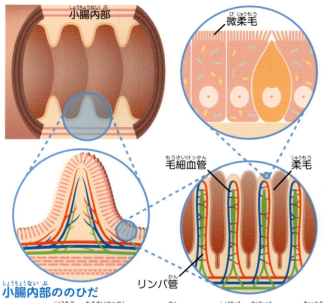

小腸内部ののひだ
それぞれの柔毛に毛細血管やリンパ管があり、小腸で吸収された栄養分は毛細血管やリンパ管を通って肝臓などに運ばれる。

消化を助ける細菌がいる大腸

小腸で吸収された食べ物のかすが、次に運ばれてくるのが大腸です。食べ物のかすは、もとの形をとどめておらず、炭水化物のうち、小腸などで消化・吸収されなかった食物繊維などがふくまれています。食物繊維は、大腸にいる腸内細菌によって分解され、酢酸や酪酸などとよばれる短鎖脂肪酸に変化し、大腸で吸収されます。

吸収された短鎖脂肪酸は、体を動かすエネルギーや体の中の情報を伝える伝達物質としてはたらきます。食べ物を食べて体内でつくられるエネルギーのうち、約10％が食物繊維を分解した短鎖脂肪酸からできると考えられています。

また、大腸内では、短鎖脂肪酸のはたらきで、カルシウムやマグネシウム、鉄などのミネラル成分が吸収されやすくなります。

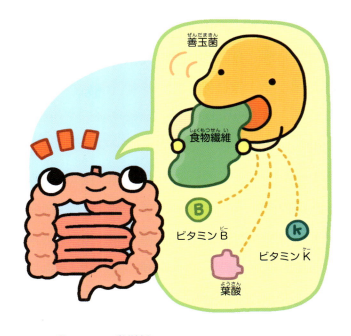

ビタミン類もつくる善玉菌
腸内の善玉菌は、炭水化物、タンパク質、脂肪の三大栄養素のはたらきを助けるビタミンB類、ビタミンK、葉酸などのビタミン類をつくることもわかってきた。

コラム

日本人に海藻ダイエットは向かない？

食べ物にふくまれる食物繊維は、腸内環境をよくするといわれています。それは、ヒトのだ液やすい液、胆汁などの消化液では分解・消化されないため、大腸にそのまま届いて腸内の悪い食べかすをからめとって、大便として外に出すはたらきがあるからです。

そうした食物繊維を多くふくむ食べ物に、海藻があります。ダイエット食に海藻が良いといわれるのは、ヒトが海藻の食物繊維を腸内で消化・吸収できないと考えられているからです。

しかし、海にすむ細菌の中には、海藻を分解するものがいます。これと同じように、昔からノリやワカメなどの海藻を多く食べてきた日本人の約90％に、海藻を消化・吸収しやすくする腸内細菌がいることがわかりました。ところが、海藻を食べる習慣のない外国人からは15％以下の人にしか見つかりませんでした。国によって、ヒトの腸内細菌がちがうのは、これまでの食生活と関係があるからだと考えられています。

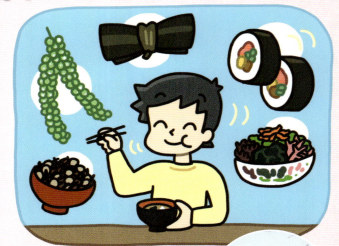

日本人が食べてきた海藻食

バクテロイデス・プレビウス
日本人の腸から見つかった細菌で、海藻にふくまれる食物繊維を分解することができる。

写真提供：理化学研究所 辨野義己

ヒトのおなかにいる善玉菌のはたらき

　ヒトにとって良いはたらきをする「善玉菌」は、食べ物の消化を助けるだけではありません。腸のはたらきを良くして大便が出やすいようにしたり、悪玉菌がふえるのをおさえたりして、病気の原因となる悪玉菌などがヒトの体に入るのを防ぎます。

腸内を酸性にする善玉菌

　大腸の中にすむ善玉菌には、ビフィズス菌や乳酸菌、大便菌（大便球菌と大便桿菌→11ページ）などがいます。これらの細菌は、ブドウ糖を栄養分にして酢酸や酪酸、乳酸などの酸をつくり出します。こうしたはたらきを「発酵」といいます。ヨーグルトやチーズ、漬け物、日本酒など、さまざまな発酵食品をつくるのに、ビフィズス菌や乳酸菌が使われています。
　善玉菌が悪玉菌より優勢だと、腸内が酸性になります。細菌の多くは酸に弱いため、食中毒や病気を引きおこす細菌は、腸内でふえにくくなります。また、酸のはたらきで腸が刺激されると、腸の動きが活発になり、大便が出やすくなります。

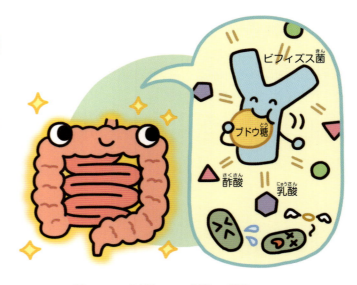

ビフィズス菌のつくる乳酸などで腸内が酸性に
ビフィズス菌などの善玉菌が少なくなり、悪玉菌がふえると、腸の炎症をおこしたり、腸以外の臓器にも悪い影響をあたえたりする。

食中毒から身を守る善玉菌

　腸内の環境を整えるビフィズス菌は、代表的な善玉菌です。最近の研究では、ビフィズス菌がつくる酢酸が、血が出るほどの下痢を引きおこす大腸菌O-157からヒトを守ることがわかってきています。細菌の場合、ヒトの体に100万個以上入らないと、食中毒などをおこしません。しかし、O-157は、感染力（ヒトにうつる力）がとても高く、100個ほど入っただけで病気になります。
　O-157は、ヒトの腸内で毒素を出して、腸内の細胞をこわして出血させます。この毒素が血管内にもれ出して全身にまわると、ヒトが死ぬこともあります。ビフィズス菌がつくる酢酸は、腸の表面の細胞にはたらいて、細菌が引きおこす炎症をおさえてバリア機能を高め、毒素が腸から血管にもれるのを防ぎます。

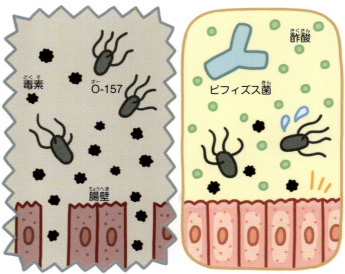

O-157の毒素対ビフィズス菌の酢酸
O-157の毒素で腸内の細胞がこわれると、毒素が血管にもれ出す（左）。ビフィズス菌がブドウ糖などを栄養分にしてつくる酢酸によって、腸内の細胞が守られる（右）。

善玉菌を元気にする

善玉菌のはたらきを維持するには、肉の食べすぎや運動不足など、悪玉菌がふえる生活習慣を改善することが大切です。また、最近では腸内細菌叢のバランスを良くする微生物や成分をふくむ食べ物をとることも、注目されています。

腸内細菌叢のバランスを良くする乳酸菌やビフィズス菌などの生きた微生物は、「プロバイオティクス」とよばれています。また、ヒトにすみつく善玉菌をふやす食物繊維やオリゴ糖などは、「プレバイオティクス」とよばれています。それらの食品の中には、便通を良くしておなかの調子を整える効果があることから、特定保健用食品（トクホ）に認定されているものもあります。

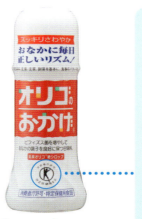

オリゴのおかげ
善玉菌の栄養分となるオリゴ糖の一種がふくまれ、特定保健用食品に認められている。
写真提供：塩水港精糖株式会社

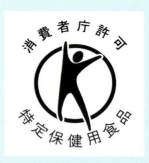

特定保健用食品のマーク
おなかの調子を整えるなどの効果が期待できると、国が認めた食品についている。2018年5月現在1083品目が認定されている。

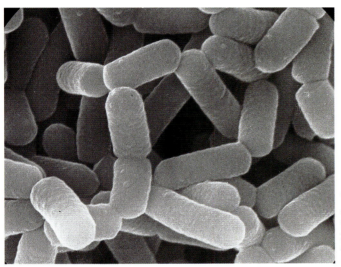

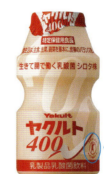

ヤクルト400
ラクトバチルス・カゼイ・シロタ株という乳酸菌がふくまれ、特定保健用食品に認められている。
写真提供：株式会社ヤクルト本社

ラクトバチルス カゼイ シロタ株（電子顕微鏡写真）
1930年に日本人医学博士で、ヤクルトの創始者・代田 稔が発見した。胃液や胆汁などの消化液にも負けず、生きたまま腸に届く。善玉菌のビフィズス菌をふやし、悪玉菌の大腸菌をへらす。
写真提供：株式会社ヤクルト本社

第2章 ヒトはすみつかれていてもだいじょうぶ？

コラム

善玉菌をふやすオリゴ糖って何？

ごはんやパンなどの運動エネルギーのもとになる栄養分を、炭水化物といいます。それらは、口の中でだ液にまぜられてブドウ糖や果糖などの小さなつくりの単糖類に分解され、小腸で吸収されます。

一方、アスパラガスやタマネギ、ニンニク、キノコなどの食物繊維、みそやみりんなどの調味料には、単糖が3つ以上つながったオリゴ糖がふくまれています。それらは、小腸で吸収されにくいため大腸へ送られて、乳酸菌やビフィズス菌などの栄養分となって、善玉菌をふやすことで知られています。

 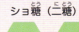
単糖　　ショ糖（二糖）　　多糖（三糖以上）

ヒトの小腸で吸収されにくいオリゴ糖
小腸で吸収されやすいブドウ糖などを「単糖」、それが2つつながったショ糖などを「二糖」という。3つ以上つながって小腸で吸収されにくいオリゴ糖などを「多糖」という。

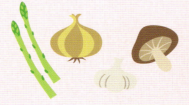

オリゴ糖をふくむ食べ物
アスパラガス、タマネギ、ニンニク、キノコのほかに、母乳にもオリゴ糖がふくまれている。

免疫力を調整する生き物

ヒトの体には、病気の原因となる細菌やがん細胞などを攻撃して身を守る「免疫」というしくみがあります。そのしくみをうけもつのが、免疫細胞です。ヒトの腸内にすむ細菌の中には、それらの細胞を刺激して、免疫力を調整するものがいます。

免疫ってどんなしくみ？

免疫には、生まれつき体にそなわっている「自然免疫」と、一度病気にかかってから身につく「獲得免疫」とがあります。おたふくかぜに一度かかると、その原因となるウイルスに対する免疫ができて二度とかからないのは、獲得免疫のおかげです。

また、免疫には血液の中にふくまれる、免疫細胞とよばれるさまざまな白血球がかかわっています。それらの細胞は、病原菌やがん細胞などを発見して、なかまに知らせるものや、その知らせを受けて攻撃命令を出すもの、攻撃するものなどがいます。

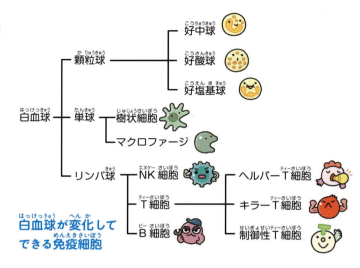

白血球が変化してできる免疫細胞

自然免疫 をうけもつ免疫細胞

マクロファージ
病原菌などの異物を食べたり、異物の情報をヘルパーT細胞などに伝えたりする。

樹状細胞
マクロファージと同じように病原菌などの異物を食べたり、異物の情報をヘルパーT細胞などに伝えたりする。

異物の情報

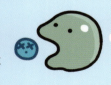

異物の情報

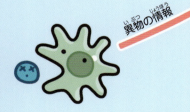

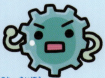

NK細胞（ナチュラルキラー細胞）
病原菌などの異物に感染した細胞や抗体のついた細胞などを攻撃する。

好中球
傷口などの炎症部位に集まり、異物を食べて分解する。うみにふくまれていることが多い。

獲得免疫 をうけもつ免疫細胞

ヘルパーT細胞
樹状細胞などからの異物情報を受け取ってサイトカインとよばれるタンパク質を出し、攻撃部隊のキラーT細胞やB細胞を活性化させる。

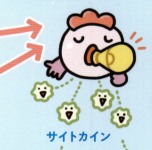

サイトカイン

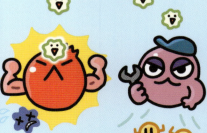

キラーT細胞
サイトカインを受け取り、病原菌に感染した細胞などを攻撃してこわす。

B細胞
ヘルパーT細胞から病原菌情報を受け取り、病原菌を弱らせる抗体という武器をつくって攻撃する。

抗体

病原菌

免疫をおさえるしくみもある

病原菌やがん細胞などの異物を攻撃するしくみは、身を守るためには大切ですが、攻撃しすぎるとヒトの体に悪影響が出てきます。健康な細胞や食べ物まで攻撃して、アレルギーや腸炎などの病気を引きおこしてしまうからです。

そのため、免疫にはそのはたらきをおさえるしくみもあります。「制御性T細胞」とよばれるリンパ球の一種が、ヘルパーT細胞のはたらきを活性化させたり抑制したりして、免疫を調整しているのです。

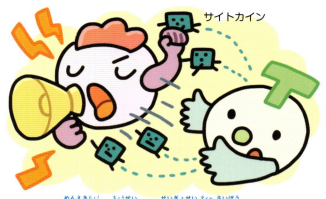

免疫力を調整する制御性T細胞
ヘルパーT細胞とは別のサイトカインを出して、免疫のはたらきを調整している。

免疫を制御する腸内細菌

ヒトの体の中でもっとも免疫細胞が多いのは、大腸や小腸などの腸です。腸内には全身の免疫細胞の約3分の2が集まって、病原菌の侵入や感染に目を光らせ、免疫に一役かっています。

小腸や大腸にすむ腸内細菌は免疫細胞を刺激して、そのはたらきを活性化させたり抑制したりしています。そのはたらきを、免疫の暴走で引きおこされるアレルギー症状や腸炎などの治療に役立てられないか、現在、研究が進められています。

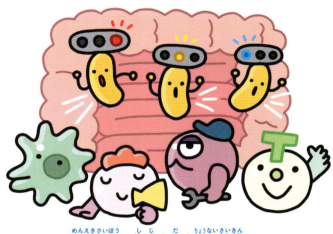

免疫細胞に指示を出す腸内細菌

コラム

病気や予防接種でつくられる赤ちゃんの免疫

生まれたばかりの赤ちゃんは、病原菌などの異物に対する免疫が、まったくないわけではありません。産まれる前に母親からへその緒を通じて受け取った抗体と、生まれた後に母乳から受け取った抗体で、病原菌から守られているからです。

しかし、生後3か月から半年にかけて、それらの抗体が、急に少なくなるときがきて、病気にかかりやすくなります。それまでに数十億もの免疫細胞をつくり出して、有害な病原菌や異物から身を守る体をつくっているのです。また、赤ちゃんのときから大人になるまでの間に、さまざまな予防接種を行うのも、新たな免疫を獲得して、病気にかかりにくい体にするためです。

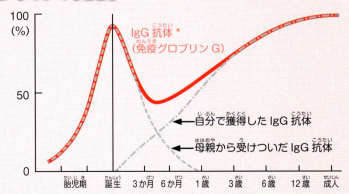

ヒトの成長とIgG抗体の量の移り変わり
生後3〜6か月で母親から受けついだ抗体がへり、成人に成長するまでに、自分で獲得した抗体がふえる。グラフの縦軸は、成人の抗体の量を100としたときの割合。

*IgGは抗体の一つで血液中にもっとも多い抗体。

にきびやふけの原因になる！？

ヒトにすみつく生き物の中には、ふだんは悪さをしなくても、すみついた場所の環境が変わったり、すみつく場所が変わったりすると、ヒトの体に悪い影響をあたえるものもいます。顔の皮ふにできるにきびや頭の皮ふから出るふけにも、すみつく生き物がかかわっています。

にきびを悪化させるアクネ菌

ヒトの皮ふにすみつくアクネ菌は、皮脂（皮ふから出る脂分）を栄養分にして脂肪酸などをつくり、皮ふを弱酸性にして酸に弱い細菌を皮ふにすみづらくする細菌の一つです（→23ページ）。

しかし、皮脂がふえすぎて毛穴がふさがると、毛穴の中でアクネ菌が異常にふえて、にきびを悪化させる原因になります。また、アクネ菌がつくる酵素のはたらきでできた成分やアクネ菌自体の成分が、毛穴の中で炎症を引きおこして、うみをもつにきびにしてしまうのです。

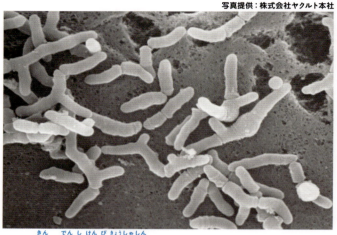

写真提供：株式会社ヤクルト本社

アクネ菌（電子顕微鏡写真）
幅0.4～0.7μm、長さ1～5μmの真正細菌。1893年にドイツ人のP. G. ウンナがにきび（英語でアクネ）の中で観察し、この名前がついた。

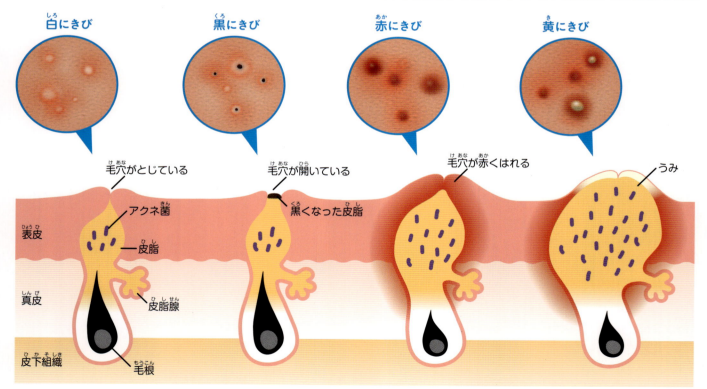

いろいろなにきび
毛穴に皮脂がたまると、アクネ菌がふえはじめる。小さな白い点状の「白にきび」から、毛穴が開いて黒くなった皮脂の見える「黒にきび」へ、さらに炎症をおこして赤くはれた「赤にきび」、うみのできた「黄にきび」へと症状が進む。

ふけの原因になるカビ

体の表面をおおう皮ふは、内側で新しくつくられて外側に移動し、古くなるとはがれ落ちます。頭からはがれ落ちた皮ふが、ふけです。ふけがふえる原因として、空気の乾燥やストレス、シラミなどによる感染症、さらにマラセチアという皮ふにすむカビ（真菌）などがあげられます。

マラセチアの場合には、頭皮の皮脂が多くなるとふえ、皮ふを刺激する物質もつくります。この刺激で皮ふの入れかわりが早くなり、ふけが多くなるのです。また、皮ふの入れかわりが早いと、炎症をおこしやすくなり、かゆみの原因にもなります。

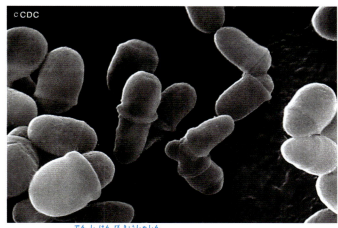

マラセチア（電子顕微鏡写真）
皮脂を栄養分にしてふえる。にきびの中にもすみつき、にきびを悪化させる原因にもなる。

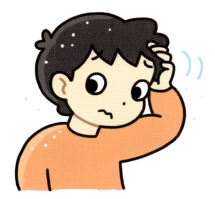

マラセチアによってふけがふえる
頭皮には皮脂を出す皮脂腺がたくさんあり、皮脂を栄養分にしてマラセチアがふえる。頭を洗えば皮脂を取りのぞけるが、洗いすぎて皮脂が少なくなると、乾燥によるふけの原因になることがある。

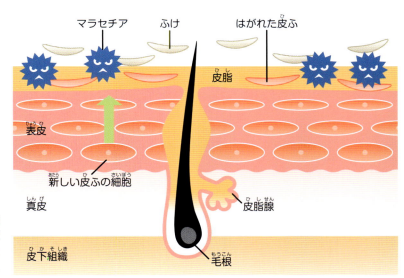

コラム
水虫もカビが原因!?

手や足の皮ふにできる水虫も、白せん菌とよばれるカビ（真菌）が原因でおこります。白せん菌は皮ふにもともとすみついている菌ではありませんが、感染するとふつう半年から1年の治療が必要です。

白せん菌は、感染した人からはがれ落ちた皮ふ（ふけやあか）の中でも生きることができるので、家族で感染している人がいれば、家のじゅうたんやスリッパなどにも見られることがあります。また、プールや温泉施設、柔道場などの格闘競技場にもひそんでいることがあります。

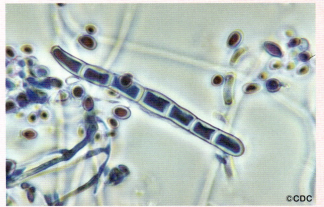

水虫の原因となる白せん菌（顕微鏡写真）
手足の指の間だけでなく、爪や頭、顔などに感染することもある。

虫歯や歯周病の原因になる！？

口の中は、外から病原菌が入りやすい場所ですが、抗菌物質をふくむだ液などによって守られています。抗菌物質の効かない病原菌が入ってきても、すでにすみついている細菌が感染を防いでくれます。しかし、虫歯や歯周病を防いではくれません。

歯をとかして虫歯をつくる細菌

虫歯は、口の中にすむミュータンス菌という細菌の出す酸によって歯がとかされ、やがて歯に穴があいてしまう病気です。この細菌は、つるつるした歯の表面についたタンパク質を足場にして歯にとりつき、ねばねばした液を出します。この粘液は、だ液にふくまれる抗菌物質の影響を防ぐ壁になり、歯と歯または菌どうしをつなぐ粘着剤になります。

こうして歯の表面にできた白いかたまりが、歯垢（プラーク）です。歯垢の中でミュータンス菌の出す酸によって歯がとけると、虫歯ができるのです。

写真提供：株式会社ヤクルト本社

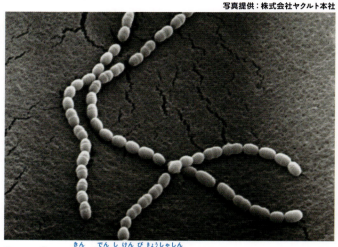

ミュータンス菌（電子顕微鏡写真）
丸い球を鎖のようにつないだ形をしているので、連鎖球菌とよばれる細菌のなかま。

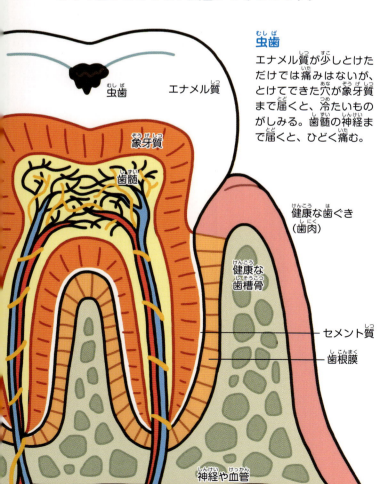

虫歯
エナメル質が少しとけただけでは痛みはないが、とけてできた穴が象牙質まで届くと、冷たいものがしみる。歯髄の神経まで届くと、ひどく痛む。

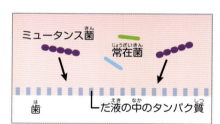

ミュータンス菌が歯につく
だ液の中のタンパク質が歯の表面につくと、それを足場にしてミュータンス菌が歯につく。

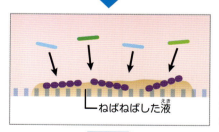

ミュータンス菌が歯垢をつくる
ミュータンス菌が糖分を分解して、ねばねばした液を出しながらふえ、歯垢をつくる。口の中の常在菌も歯垢にすみつく。

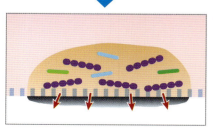

歯のエナメル質がとける
ミュータンス菌が糖分を分解してつくった乳酸などの酸で、歯垢のついた歯のエナメル質がとける。

歯ぐきの炎症をおこす細菌

歯周病とは、歯のまわりにある歯ぐき（歯肉）などの組織に、炎症がおこる病気です。口の中にすむジンジバリス菌という細菌が原因の一つで、歯と歯ぐきのすき間にできる歯垢を好んですみつきます。

歯周病を放っておくと、歯ぐきから出血するようになり、歯を支える土台の骨（歯槽骨）がとけ、歯がぐらついてしまいます。また、歯周病をおこす細菌やそれらの出す物質が、のど（気管）や血管を通って肺や心臓に入りこむと、肺炎や心臓病の原因になることがわかっています。

歯ぐきが縮む歯周病
健康な歯ぐきはうすいピンク色、歯周病の歯ぐきは赤色や赤紫色になる。悪化すると歯ぐきが縮んで、歯が長く見えるようになる。日本人の約80％が歯周病ともいわれている。

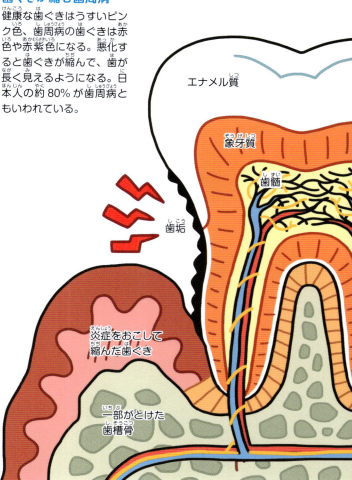

写真提供：株式会社湖池屋

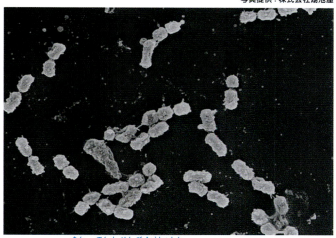

ジンジバリス菌（電子顕微鏡写真）
ミュータンス菌などを足場にして歯に取りつき、糖分やタンパク質、血液を栄養分にしてふえる。ふえると、口臭の原因にもなる。

コラム
歯みがきで歯の病気を予防しよう

虫歯や歯周病の原因になる歯垢は、毎日の歯みがきでかんたんにとることができます。歯垢は、食後4〜8時間でつくられるので、毎食後の歯みがきが大切です。歯と歯の間や奥歯の後ろなどは、ふつうの歯ブラシでは届きにくいのですが、歯間ブラシやデンタルフロスを使うとみがき残しをへらすことができます。

また、1年に1〜2回は歯科医院で歯の状態を診察してもらうとよいでしょう。かかりつけの歯科医を決め、定期的に検診を受けておくと、小さな歯の変化にも気づいてもらいやすくなります。

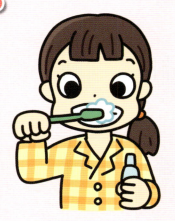

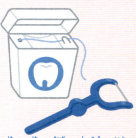

歯と歯の間の歯垢を糸でとるデンタルフロス
切って指にまいて使うもの（上）と、柄のついたもの（下）がある。歯ぐきを糸で傷つけないように注意しよう。

抗生物質を飲みすぎると悪さをする

かぜなどの病気の原因となる細菌やウイルスなどによく効く治療薬に、抗生物質（抗菌薬）があります。抗生物質は、病原菌に効くだけではなく、体内にすみつくほかの細菌にも影響をあたえます。また、抗生物質を飲みすぎると、抗生物質の効かない細菌がふえてしまうこともあります。

抗生物質の効かない細菌がふえる

さまざまな抗生物質が効かない細菌の一つに、大腸にすむディフィシル菌があります。この細菌は、ふだんはほかの腸内細菌のかげにかくれておとなしくしていますが、抗生物質を長期間使っていると、ほかの細菌がへるのと反対に、異常にふえて毒素を出すのです。この毒素で、大腸の粘膜がはがれ落ちて下痢をおこします。さらに、大腸炎をおこしたり、腸に穴があいたりして、病気が重くなることもあります。

また、皮ふや鼻の中に多い黄色ブドウ球菌や緑膿菌の中にも、抗生物質の効かない細菌があることが知られています。

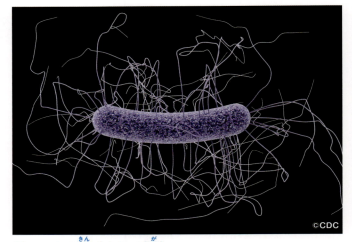

ディフィシル菌（イメージ画）
長さ3.1～6.4μm、幅1.3～1.6μm。鞭毛をもち、酸素があると死んでしまう。

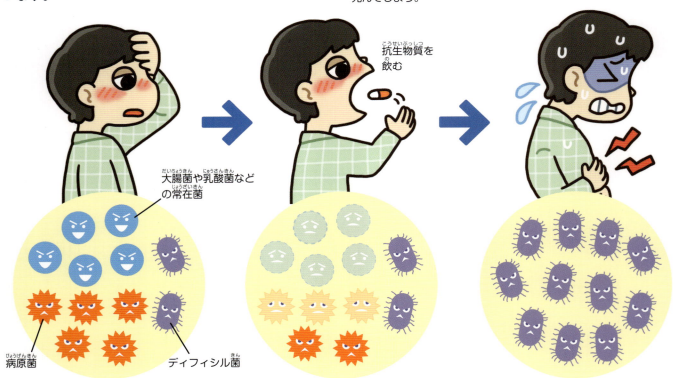

抗生物質を長期間使ったときの腸内細菌のようす
ある病原菌に感染して（左）、抗生物質を長期間使用すると、病原菌が死ぬだけでなく大腸菌や乳酸菌などの常在菌もへる（中央）。しかし、抗生物質の効かないディフィシル菌がふえて、大腸炎などの病気を引きおこす（右）。

抗生物質でカビもふえる

カビ（真菌）の一種のカンジダ菌は、湿った皮ふ、口や腸の中、女性の膣などの粘膜にすみついています。抗生物質を使った後に、口の中で白いこけのようなものができる口腔カンジダ症にかかることがあります。白い部分は綿棒やガーゼでとれますが、食事のときにしみるようになります。

また、膣の中のカンジダ菌も、抗生物質を使うと、異常にふえて炎症をおこすことがあります。膣の中は、ふだんデーデルライン桿菌という常在菌などによって酸性に保たれ、カンジダ菌などがふえにくい状態になっています。しかし、抗生物質を飲むと、そのバランスがくずれてしまうからです。

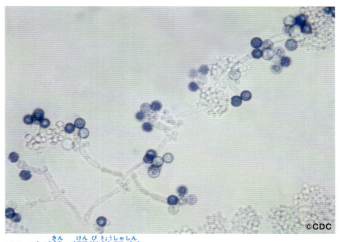

カンジダ菌（顕微鏡写真）
ヒトの皮ふ、口や膣の中のほか、土の中や水、植物などにもすむ。環境によって、菌糸をのばして成長する菌糸形と、分裂してふえる酵母形がある。ヒトの体の中にすみつくカンジダ菌には、菌糸形が多い。

コラム

抗生物質が効かない細菌

抗生物質には、細菌が生きるために必要なタンパク質などをつくらせなくして、細菌を殺すはたらきがあります。「奇跡の薬」ともよばれるほどよく効く薬ですが、しばらくすると抗生物質の効かない細菌（耐性菌）が現れます。細菌がもともともっている機能を変化させたり、ほかの細菌から新たな機能をゆずり受けたりして、抗生物質が効かないようにするからです。

結核という病気の場合も、原因となる結核菌に効く抗生物質が登場して、患者数は急にへりました。しかし、後にこの抗生物質の効かない結核菌が登場して、近年患者数がふえています。なかには、薬の成分が入りこまないように、バイオフィルムとよばれる特別な膜で自分を守る細菌まで現れています。

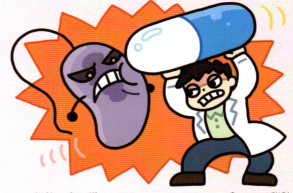

細菌に効く薬ができれば、やがてそれの効かない細菌が登場し、別の薬ができると、細菌はまたそれに対抗するというように、ヒトと細菌はいたちごっこを続けている。

薬の侵入を膜で防ぐ
外膜が変化して薬の侵入を防ぐ。

薬をこわす
体外または体内で分解する。

薬と反応しないものに変わる
薬がはたらくDNAなどを変化させて、薬の効果をなくす。

薬にふれない
薬が入りこめない特別な膜（バイオフィルム）でおおう。

薬を無害なものに変える
薬の成分を変えて、薬の効果を発揮させないようにする。

薬を外に出す
体内に薬が入ってきても、体外に出して体の中にためない。

薬から身を守る細菌のしくみ
ミュータンス菌がつくる歯垢（→32ページ）もバイオフィルムの一種。

体の中にひそんで悪さをする

外からヒトの体の中に入ってきた病原菌は、ふつう免疫細胞によって撃退されますが、なかには体内にすみついてしまうものもあります。それらは、ヒトの免疫力が高いときにはおとなしくしていますが、免疫力が低くなると悪さをするのです。水ぼうそうやヘルペス、結核などの病気もその一つです。

体の中の神経にひそむウイルス

ヒトにすみつくヘルペスウイルスの一種、水痘・帯状疱疹ウイルスに感染すると、全身にかゆみの強い水ぶくれができる「水ぼうそう」にかかります。水ぶくれは1週間ほどで治りますが、体内からウイルスがいなくなったわけではありません。体内の神経の集まり（神経節）にひそんで、感染者が強いストレスを受けたり免疫力を低下させたりすると、はげしく痛む帯状の水ぶくれができる「帯状疱疹」をおこします。

また、ヘルペスウイルスの一つ単純ヘルペスウイルス1型も、同じように神経にひそみます。感染者の免疫力が低下すると、くちびるに痛みのある水ぶくれができる「口唇ヘルペス」をおこします。

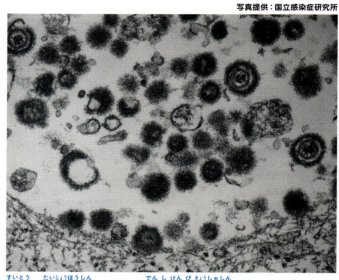

写真提供：国立感染症研究所

水痘・帯状疱疹ウイルス（電子顕微鏡写真）
直径150～200nm。水ぼうそうは、10歳までに約90％の人がかかり、成人してからかかると重症化しやすい。予防接種を受けると、かかりにくくなる。

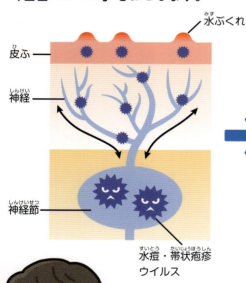

水痘・帯状疱疹ウイルスに感染して水ぼうそうになる。水ぼうそうが治ると、ウイルスは神経の集まる神経節に移動する。

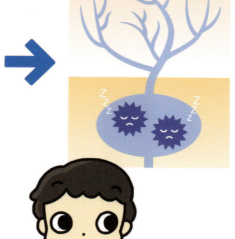

水痘・帯状疱疹ウイルスは神経節にひそんでいるが、免疫力が高いときには、発病しない。

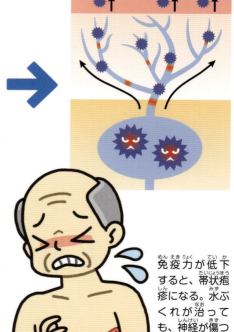

免疫力が低下すると、帯状疱疹になる。水ぶくれが治っても、神経が傷ついて痛みが残ることもある。

肺の中にひそむ結核菌

結核は、1940年代に日本で年間14万人の死者を出すほど大流行した病気で、当時の死因の第1位でした。抗生物質の登場で患者数は激減しましたが、1996年ごろからふたたび患者数がふえています。

空気中にただよう結核菌や患者の結核菌をふくむだ液や鼻水のしぶきを吸いこむことで結核菌に感染します。しかし、その人の免疫力が高いときには発病せずに数十年間肺の中にひそみ、免疫力が低くなると発病するのです。結核は肺だけでなく、結核菌が血液やリンパ液の流れに乗って、腎臓や脳をつつむ髄膜、のどなどの全身に広がるやっかいな病気です。

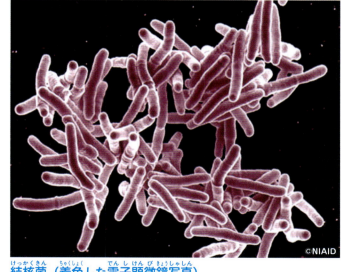

結核菌（着色した電子顕微鏡写真）
長さ2～10μm、幅0.3～0.6μm。1944年にストレプトマイシンという特効薬が発見されたが、近年この薬の効かない結核菌が登場し、感染が広がっている。

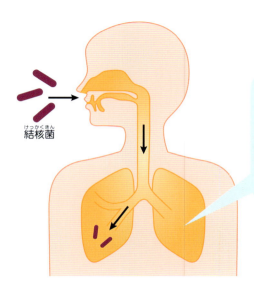
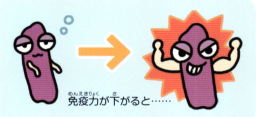
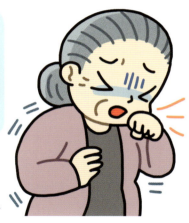

結核菌の感染経路
口や鼻から肺に入った結核菌は、一部は白血球の一種のマクロファージに食べられるが、一部は肺のリンパ節でふえて、感染者の免疫力が下がると発病する。

コラム

結核との戦いの歴史

今から約2600年前の古代エジプトのミイラにも結核のあとがあったといわれており、人類は、大昔から結核に苦しめられてきました。日本でも150年以上前の明治維新ごろから、結核にかかる人がふえてきました。武士の高杉晋作や政治家の陸奥宗光、小説家の樋口一葉や堀辰雄、俳人の正岡子規、作曲家の滝廉太郎や画家の竹久夢二なども、結核で命を落としました。

1940年代の食料難時代には、日本全国で大流行し、1944年に特効薬が開発されてから患者が急速にへるまでは、「国民病」とよばれました。

写真2点とも国立国会図書館所蔵

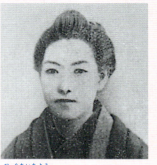

樋口一葉
『にごりえ』『たけくらべ』などを書いた1872年生まれの明治時代の小説家。結核にかかり、1896年に24歳で亡くなった。

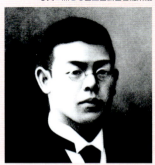

滝廉太郎
『荒城の月』『花』などを作曲した1879年生まれの明治時代の作曲家。結核にかかり、1903年に24歳で亡くなった。

第2章 ヒトはすみつかれていてもだいじょうぶ？

ふだんいない場所で悪さをする

ヒトにすみつく細菌は、ふだんはほかの細菌などにおさえられ、ふえにくくなっています。しかし、いつもとちがう場所にはおさえる細菌がいないので、ふえて悪さをすることがあります。ふだんとちがう場所や傷口で悪さをする細菌を紹介しましょう。

ぼうこう炎の原因になる細菌

尿（おしっこ）は、体の中でいらなくなった水分や成分です。左右2つの腎臓でつくられた尿は、ぼうこうという筋肉でできた袋にためられます。ぼうこうは、300〜450mLの尿をためることができますが、250mLくらいたまるとトイレに行きたくなります。

細菌は、尿道口（尿の出口）から入ることがありますが、ふだんは尿で外へ洗い流されます。しかし、長時間トイレをがまんすると、尿道口から入った細菌がぼうこうの粘膜に感染してぼうこう炎をおこすことがあります。ぼうこう炎をおこす細菌の多くは、大便にふくまれる大腸菌ですが、緑膿菌や表皮ブドウ球菌も原因になることがあります。

肺に入ってしまった口の菌

食べ物も空気も口から入りますが、食べ物は食道を通って胃に入り、空気は気管を通って肺に入ります。のどの奥で食道と気管に分かれていて、食べ物を飲みこむときには気管の入り口がふさがれるので、食べ物は気管に入りません。もし入ったとしても、むせて空気といっしょに食べ物をはき出すことができます。

しかし、年をとってうまく飲みこめなくなると、食べ物が気管に入ってしまうこともあります。そのとき、ふだん口の中にいる細菌もいっしょに気管から肺に入ってしまい、肺炎をおこすことがあります。

正しく飲みこめたとき（右上）と正しく飲みこめなかったとき（右）のようす
喉頭蓋が下がって気管の入り口をふさぐので、食べ物が気管や肺に入らない。喉頭蓋が下がらないと、気管や肺に食べ物が入る。

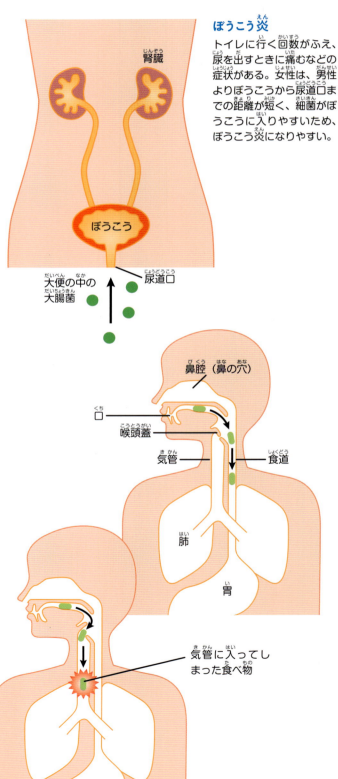

ぼうこう炎
トイレに行く回数がふえ、尿を出すときに痛むなどの症状がある。女性は、男性よりぼうこうから尿道口までの距離が短く、細菌がぼうこうに入りやすいため、ぼうこう炎になりやすい。

傷口の血液や体液でふえる細菌

傷ができて傷口から細菌が入ってくると、ふつう白血球などに殺されますが、細菌がふえすぎて炎症をおこすこともあります。その代表的な細菌の一つが、黄色ブドウ球菌です。この細菌は、ふだん皮ふの上では表皮ブドウ球菌などのはたらきでふえませんが（→22ページ）、傷口から血液や体液が出ると、それを栄養分にしてふえてしまうのです。

また、黄色ブドウ球菌は、水ぶくれが全身に広がる「とびひ」という病気の原因にもなります。この細菌は水ぶくれの中でふえ、それをつぶした手でさわると、全身に広がります。それが、火事の火の粉が飛びうつるようすににているので、「とびひ」とよばれています。

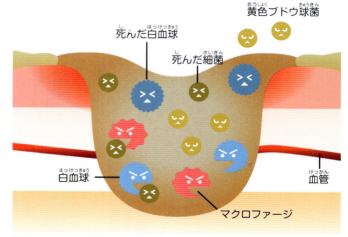

傷口でふえる黄色ブドウ球菌
傷口から侵入した黄色ブドウ球菌の一部は、白血球やマクロファージに食べられる。しかし、残りは傷口から出る血液や体液を栄養分にしてふえる。また、目をこすってできた傷から侵入して、目が赤くはれる結膜炎の原因になることもある。

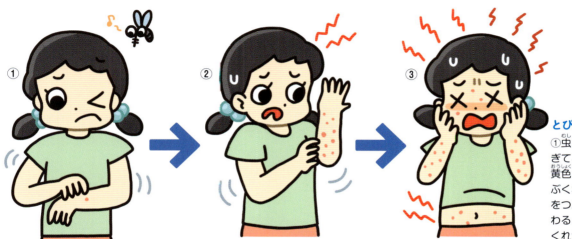

とびひが広がる順序
①虫にさされた場所をかきすぎて、傷ができる。②傷口に黄色ブドウ球菌がふえて、水ぶくれができる。③水ぶくれをつぶした手で、顔や体をさわると、さわった場所に水ぶくれができる。

コラム

食中毒をおこす黄色ブドウ球菌

黄色ブドウ球菌は、温度7〜47℃、食塩水の中でも10％くらいの濃さならふえ、食品の中でもふえます。ふえながら毒素を出すので、毒素のついた食品を食べた人は食中毒をおこします。

黄色ブドウ球菌による食中毒を予防するには、調理前の手洗いが大切です。黄色ブドウ球菌は傷口でふえやすいので、傷のある人はできるだけ調理をやめたほうがよいでしょう。また、この毒素は熱してもこわれないので、菌がふえる前に、調理後になるべく早く食べることが重要です。

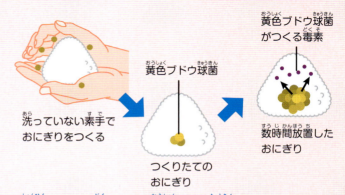

食品について毒をつくる黄色ブドウ球菌
黄色ブドウ球菌は、エンテロトキシンという毒素をつくる。食品を放置して、細菌の出す毒素がついたものを食べると、3時間ほどで、嘔吐や下痢などをおこす。

第2章 ヒトはすみつかれていてもだいじょうぶ？

くさいにおいをつくる

汗をかいたままにしたり、歯みがきやうがいをなまけたり、肉ばかり食べるなどのかたよった食事を続けたりしていると、体からくさいにおいがしてくることがあります。これらのにおいは、体の表面や口や腸の中にすむ細菌が原因です。くさいにおいの原因を知って、清潔で健康な体にしましょう。

汗だけで体はくさくならない！？

汗が出る場所は、エクリン汗腺とアポクリン汗腺とよばれる２種類の汗腺で、体全体に散らばっています。エクリン汗腺から出る汗はさらさらしていますが、アポクリン汗腺から出る汗には皮脂（皮ふから出る脂分）がふくまれるので、少しねばり気があります。

出たばかりの汗は、どちらもにおいません。しかし、皮ふの表面にすむ細菌によって、汗の成分や皮脂、角質（古くなった皮ふ）がいっしょに分解されると、くさくなるのです。このときはたらく細菌は、ヒトの皮ふの表面にすみつく黄色ブドウ球菌（→9ページ）や表皮ブドウ球菌、アクネ菌（→30ページ）、マラセチア（→31ページ）などです。

エクリン汗腺とアポクリン汗腺のちがい
エクリン汗腺から出る汗のほとんどは水分で、そのほかの成分はほとんどが塩分。一方、アポクリン汗腺から出る汗には、皮脂やタンパク質がまじっている。それらが皮ふの常在菌に分解されて、においのもとになる。

体臭が強くなりやすい部分（〇）
汗腺が多く、常在菌がふえやすい場所では、においが強くなりやすい。ストレスやダイエット、便秘、病気などで、免疫や体の機能が低下したときにも体臭は強くなる。

頭皮
皮脂を出す皮脂腺が多く、アクネ菌などが皮脂を分解してにおいのもとになる脂肪酸をつくる。

わき
アポクリン汗腺、エクリン汗腺、皮脂腺など、たくさんの分泌腺がある。表皮ブドウ球菌などが汗や皮脂を分解して、独特のにおいを出す。

太ももの付け根
汗や皮脂を分解してできるにおいと、大便や尿にふくまれるにおいなどがまざる。

足の裏
エクリン汗腺が多く、くつやくつ下で密閉されるので、汗をかきやすい。細菌の栄養分になる角質も多く、表皮ブドウ球菌などがふえやすい。

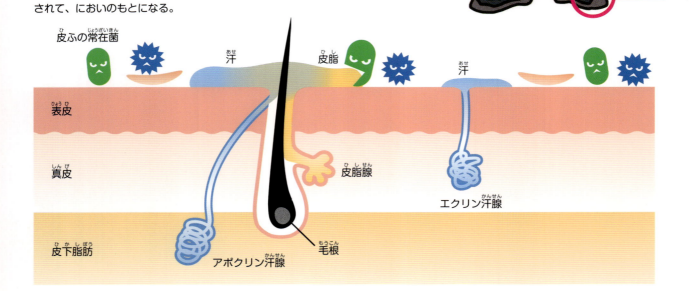

口のにおい

　口の中にすみつく細菌も、くさいにおいを出します。においを感じやすいのは、朝起きた直後やおなかがすいているとき、緊張しているときです。こうしたときには、細菌を殺すだ液の量がへるので、口の中の食べかすなどを栄養分にして細菌がふえ、くさいにおいをつくるのです。

　また、歯につく歯垢（→32ページ）や、舌の表面につく白いコケのような舌苔には、細菌がふえやすいので、これもにおいの原因になります。だ液が出やすくなるように水を飲んだり、食後に歯をみがいたりすると、口のにおいを防ぐことができます。

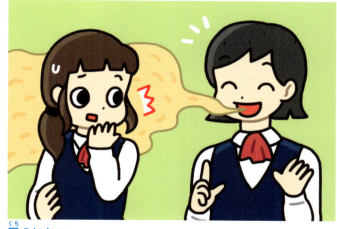

口のにおい
歯周病や虫歯、のどや肝臓などの病気が原因でにおうこともある。

おならや大便のにおい

　おならのもとは、食事のときに飲みこんだ空気と、腸内細菌によって食べ物が分解されたときに出るガスです。その成分のほとんどは、においのないガスですが、硫化水素やインドールなどのくさい成分もふくまれています。

　くさいにおいは、ウェルシュ菌（→11ページ）などの腸内細菌が、タンパク質を分解したときにつくられます。大便のにおいも、同じようにつくられます。おならも大便も、食事や体調によってにおいが変わり、肉中心の食事やストレスが続くと、くさくなります。

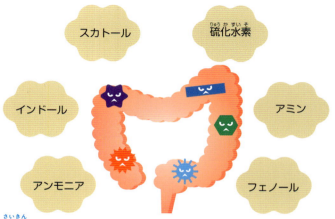

細菌がつくるくさいにおい
ウェルシュ菌や大腸菌など腸内にすむ細菌が、スカトールやインドールなどのくさいにおいのもとをつくる。

コラム　赤ちゃんのうんちは、すっぱいにおい

　ヒトの腸にすみつく細菌の種類は、成長するにつれて変化します（→15ページ）。赤ちゃんの腸にも細菌がすみついていて、生後数日後からふえるビフィズス菌が90％以上をしめます。ビフィズス菌は母乳を分解して、酢の酸味成分と同じ酢酸を出すので、赤ちゃんのうんち（大便）もすっぱいにおいがします。

　赤ちゃんのうんちでも、腸に長くとどまると、細菌によってくさいにおいがつくられて、くさくなることがあります。しかし、ふつう赤ちゃんがくさいうんちをするようになるのは、離乳食を食べはじめてからです。

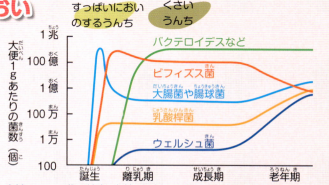

年齢による大便中の腸内細菌の変化（光岡友足、1972年）
離乳食を食べはじめるころから、赤ちゃんのうんちの中にくさいにおいをつくる悪玉菌のウェルシュ菌などがふえる。

菌をすべてなくせばいいの？

体のいろいろなところで、悪いはたらきをする細菌がふえると、病気になったり、かゆみやくさいにおいなどの原因になったりします。では、悪いはたらきをする菌がいるからといって、体にいる細菌をすべてなくしてしまえばいいのでしょうか。

本当はすごい無菌マウス!?

ヒトの体にすみつく細菌（常在菌）を完全になくすことはできませんが、実験をするときに使われるマウスなどの動物には、人工的に無菌になるように育てられたものがいます。これらの無菌マウスを通常マウス（ふつうのマウス）とくらべると、ちがいが見つかります。

まず無菌マウスは、通常マウスより約1.5倍も長生きします。また、ふつうならおすよりめすのほうが長生きしますが、無菌マウスではおすのほうが長生きします。同じえさを食べさせた場合、無菌マウスのほうが太りにくいこともわかっています。

さらに、通常マウスなら危険を感じてじっとしているような場合でも、無菌マウスは大胆に動きまわるというちがいがあります。

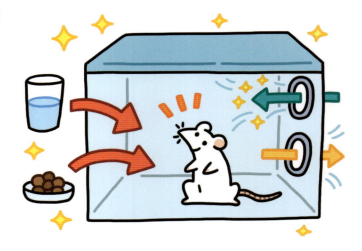

無菌マウスのくらし
母親のおなかから手術でとり出され、消毒液で殺菌してから無菌の飼育室に入れられる。あたえられるミルクやえさも滅菌したもので、フィルターで菌を取りのぞいた空気の中で育てられる。

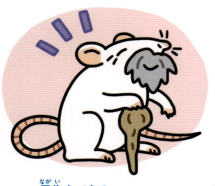

長生きできる
体にすみつく生き物がいないと、寿命が長くなる。

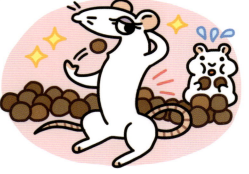

食べても太らない
糖尿病や心筋梗塞などの病気の原因になる肥満を防ぐことができる。

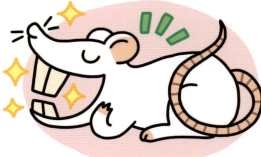

虫歯にならない
歯に穴があいても、虫歯の原因となるミュータンス菌などの口の中の常在菌がいないため、虫歯にならない。

細菌がいないと、本当は困る!?

では、なぜこうしたちがいが出るのでしょうか。無菌マウスのほうが太りにくいのは、細菌がいないと、食べ物にふくまれる栄養をちゃんと腸内で消化できないからです。また、危険を感じるようなときに動きまわるのも、じつは無菌マウスがストレスに弱く、不安を感じて動きまわったり、攻撃的になったりするためだということがわかってきました。こうした性格は、自然界の中では生き残りにくいため欠点といえます。

ほかにも、無菌マウスは、通常マウスよりも腸壁がうすく、腸の形や大きさもちがうため、腸がねじれてつまってしまうことがよくあります。また、傷を治すはたらきを助けるビタミンKをつくる腸内細菌がいないため、けがをしたら血が止まりません。さらに、免疫のはたらきが弱く、感染症にかかりやすくなっています。

このように、無菌マウスと通常マウスをくらべることで、腸内細菌が生き物の性格や体質などにかかわっていることがわかってきました。

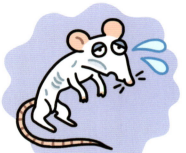
食べても栄養を吸収できない
消化を助ける腸内細菌がいないと、栄養分が不足する。

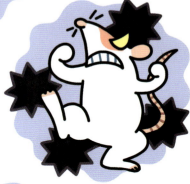
ストレスに弱い
不安を感じて攻撃的になり、ときにはほかのマウスを食べてしまうこともある。

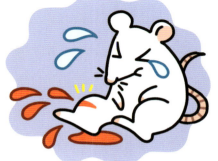
傷が治らない
無菌マウスにビタミンKをつくる納豆菌をあたえると、傷が治るようになる。

体をきれいにしすぎるのも危険!?

食事の前やトイレの後などには、手を洗って、手についたよごれや細菌などを洗い流します。ノロウイルスや大腸菌O-157などによる食中毒で、時にはヒトが死ぬこともあるので、それを防ぐために除菌効果のある石けんなどを使うこともあります。しかし、細菌すべてを悪いもの・きたないものと考えて、除菌シートや抗菌スプレーを使いすぎるのも、良いこととはいえません。

ふだんから除菌や抗菌、消毒のための製品を使ったり、おふろで毎日石けんで体を何度も洗ったりすると、悪い細菌が体に入るのを防ぐはずの良い細菌も洗い流したり、肌のうるおいを保つ良い細菌まで殺したりしてしまいます。また、タオルなどで肌を強くこすると、皮ふがはがれて、目に見えない小さな傷ができます。すると、その傷から体に入った異物が原因で、アレルギーを引きおこすおそれがあります。

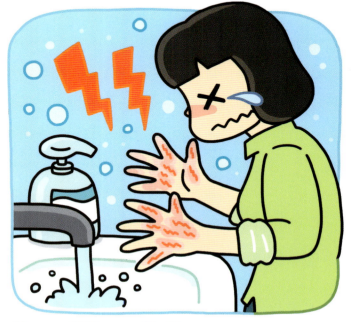
洗いすぎは必要なものも洗い流してしまう
除菌や抗菌効果のある石けんを使って手を洗いすぎると、皮脂を洗い流しすぎて、肌が乾燥してかさかさになる。

第2章 ヒトはすみつかれていてもだいじょうぶ？

ヒトにすみつく寄生虫

ほかの生き物の体の表面や中にすみついて、その生き物から栄養分をえるなど、一方的に利益をえることを「寄生」といいます。とくに、ヒトやほかの生き物に寄生する動物を「寄生虫」といいます。

日本における寄生虫

ヒトにすみつく寄生虫は、200種ほど知られていて、そのうち水や食べ物で感染する寄生虫は30種ぐらいです。今から約70年前には、ヒトの大便や尿を肥料に利用し、上下水道が普及していなかったため、国民の70～80％が寄生虫をもっていたとされています。その後、化学肥料や下水道が広まり、学校などで集団で検査するようになって、1975年ごろには10％以下、1985年ごろには1％以下にへりました。

ところが近年、日本では、化学肥料をやめて大便や落ち葉などを肥料にした有機栽培の野菜が広まり、輸送手段の発達で新鮮な野菜や魚を生で食べられるようになって、ふたたび寄生虫による病気にかかる人がふえています。

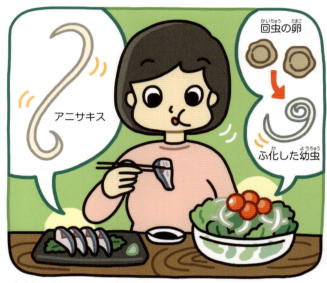

食事の中にひそむ寄生虫
野菜についた回虫の卵をヒトが食べると、体内でふ化した幼虫や成虫によって、発熱やせき、吐き気、嘔吐などをおこすことがある。

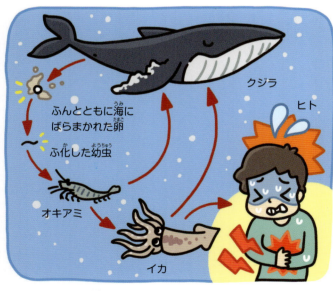

アニサキスのふえ方
アニサキスの幼虫は、オキアミに食べられることで、その体内に寄生する。このオキアミや、オキアミを食べたイカやサバ、サケなどをクジラやイルカが食べると、その体内で成虫になって卵を産む。感染したイカなどをヒトが食べると、アニサキスの幼虫は胃や腸の膜に侵入するため、ヒトは激しい痛みを感じる。

寄生虫による害

ヒトの体の表面にすみつく寄生虫が、皮ふを傷つけて血や栄養分を吸うと、皮ふがはれたり、痛みやかゆみを感じたりします。体内にすみつく寄生虫の場合には、胃や腸から栄養分をうばうときに、それらの壁に傷をつけたり、子どもをふやして消化管をつまらせたりすることもあります。また、寄生虫が出す毒で体調を悪くしたり、ヒトがもつ体を守る免疫のしくみがはたらきすぎて、強いアレルギー反応のショック症状をおこしたりすることもあります。

近年話題の線虫アニサキスの場合には、クジラやイルカの胃に寄生して卵を産み、海中でふ化して幼虫になります。アニサキスの幼虫は、オキアミやイカなどに食べられることで、その体内に寄生します。さらに、そのイカを食べた人が、アニサキスに感染し、激しい腹痛をおこすことがあります。

第3章

ヒトにすみつく生き物がヒトを助ける？

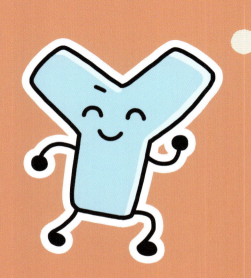

胃の中にすむピロリ菌は本当に悪者？

ヒトの胃の中にすむピロリ菌は、胃がんや胃かいようなどの恐ろしい病気をおこす細菌として知られています。しかし、胃液の酸を弱めて、逆流性食道炎や食道がんを防ぐ役目もあると考えられています。

胃がんなどをおこすピロリ菌

胃の粘膜からは、細菌を殺すほど強い酸性の胃液が出ているので、長い間胃にすみつく生き物はいないと考えられていました。しかし、1982年に胃にすみつくピロリ菌という細菌が発見され、この考えはくつがえされました。ピロリ菌は、アルカリ性のアンモニアをつくって酸を中和させたり、胃液の分泌を調整したりして、胃にすみつくことができます。

ピロリ菌は、胃内部の粘膜が炎症をおこす胃炎や、粘膜の下まで炎症が広がる胃かいよう、さらに胃がんなどのさまざまな病気をおこす原因にもなっています。

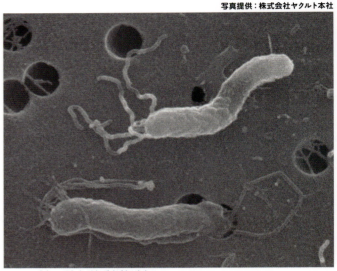

写真提供：株式会社ヤクルト本社

ピロリ菌（電子顕微鏡写真）
らせんのようにねじれた細長い菌で、一方のはしに鞭毛をもつ。まだ免疫の不完全な幼児期に、大人からの口移しで感染することが多いといわれている。

胃炎をおこすピロリ菌

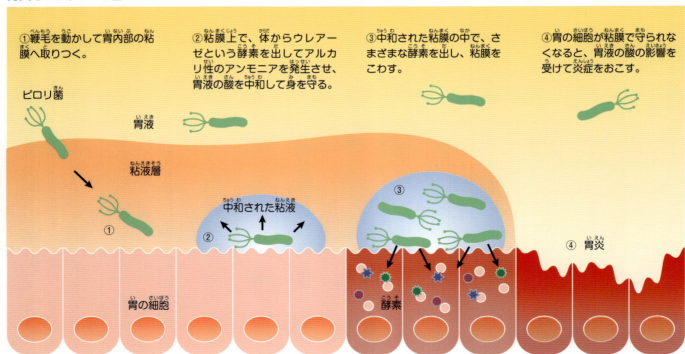

①鞭毛を動かして胃内部の粘膜へ取りつく。

②粘膜上で、体からウレアーゼという酵素を出してアルカリ性のアンモニアを発生させ、胃液の酸を中和して身を守る。

③中和された粘膜の中で、さまざまな酵素を出し、粘膜をこわす。

④胃の細胞が粘膜で守られなくなると、胃液の酸の影響を受けて炎症をおこす。

ピロリ菌の除菌

胃がんや胃炎になる人のほぼ100％が、ピロリ菌に感染していることがわかっています。これらの病気の治療や予防の方法として、ピロリ菌の除菌がすすめられています。

除菌方法として、抗菌薬と胃液の分泌をおさえる薬を7日間飲むものが一般的です。途中で飲むのをやめてしまうと、除菌に失敗したり、薬の効きにくいピロリ菌が現れたりすることがあるので、最後まで飲みきることが大切です。

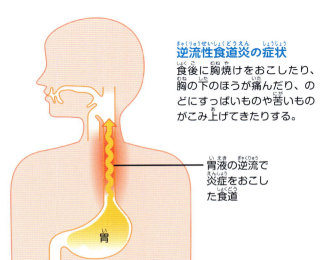

抗菌薬による除菌
除菌できなかった場合は、抗菌薬をかえて、もう一度7日間薬を飲んで除菌する。

ピロリ菌が食道炎を防ぐ

ピロリ菌の除菌がすすめられていますが、ピロリ菌がいなくなると、胃の中の胃液が食道に逆流して、食道の炎症がおこりやすくなるといわれています。逆流性食道炎や食道がんの原因になるのです。

また、胃液がふえることによって食欲が増して食べすぎ、肥満の原因になるとも考えられています。ピロリ菌は、ヒトにとって悪い面だけでなく、良い面もあるとされているのです。

逆流性食道炎の症状
食後に胸焼けをおこしたり、胸の下のほうが痛んだり、のどにすっぱいものや苦いものがこみ上げてきたりする。

胃液の逆流で炎症をおこした食道
胃

コラム
体を張ってピロリ菌を研究！

1979年にピロリ菌を発見したのは、オーストラリアのウォーレン博士です。その後、マーシャル医師といっしょに研究を進め、胃炎患者のほぼすべての胃の粘膜からピロリ菌を確認します。しかし、細菌の性質や特徴を知るために培養しようとしましたが、うまくいきませんでした。ところがたまたま、いつもより長く培養器を放置すると、細菌がふえて培養に成功しました。

次に、ピロリ菌が胃炎の原因になることを証明するため、それをブタなどの実験動物に飲ませますが、うまくいきません。ヒトだけに感染するのではと考えたマーシャル医師は、自分でこの細菌を飲みました。すると、胃炎になり、胃の粘膜からピロリ菌を確認して、それを証明したのです。

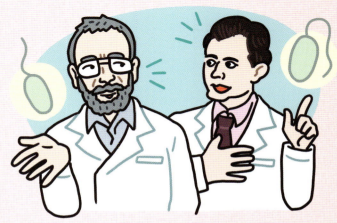

ウォーレン博士（左）とマーシャル医師（右）
二人は、ピロリ菌を発見した功績により、2005年にノーベル生理学・医学賞を受賞した。

第3章 ヒトにすみつく生き物がヒトを助ける？

アレルギーの改善に役立つ！？

自分の体を守るはずの免疫が強すぎると、せき・くしゃみ・かゆみなどのアレルギー症状を引きおこします。近年、それをおさえるしくみの研究が進んでいます。そこにも、腸内細菌のはたらきがあることがわかってきました。

アレルギーって何？

ヒトの体には、外から細菌やウイルスなどの異物（抗原）が入ると、抗体をつくって攻撃して殺したり取りのぞこうとしたりする、免疫というしくみがはたらいています（→28ページ）。しかし、免疫がはたらきすぎると、免疫細胞は食べ物や花粉などの攻撃しなくてよいものにまで反応して、暴走してしまうこともあります。この状態がアレルギーです。

アレルギーになると、激しいせきが続く喘息や、鼻水、くしゃみ、涙などが出るアレルギー性鼻炎、皮ふなどがかゆくなるじんましんなど、さまざまな症状が出てきます。

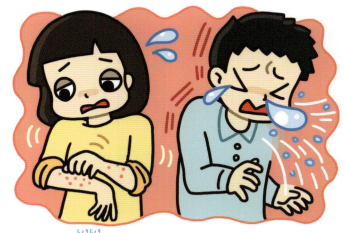

アレルギーの症状
皮ふのかゆみやくしゃみのほかに、下痢や吐き気、血圧の低下などを引きおこすことがある。

免疫の暴走でおこる病気

免疫のはたらきすぎでアレルギーをおこしやすい人に見られる、かゆみをともなう皮ふの炎症をアトピー性皮ふ炎といいます。この皮ふ炎をおこしている子どもの多くは、腸内細菌の一つのビフィズス菌が少ないことがわかっています。

このほかに、免疫がはたらきすぎて自分の細胞まで攻撃しておこる病気に自己免疫疾患があります。関節リウマチもその一つです。関節にリンパ球やマクロファージなどの白血球が集まって、サイトカインという物質を出す（→28ページ）ことで関節に炎症がおきて、全身の関節に痛みが出たり、はれたりして動かしにくくなります。この病気の人の腸内細菌を調べると、細菌の種類の構成が健康な人とちがうことがわかっています。

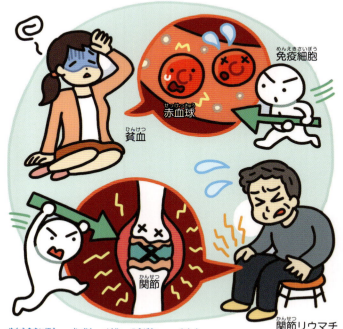

免疫細胞が自分の体を攻撃する病気
自分の免疫細胞が赤血球を攻撃すると貧血になり（上図）、免疫細胞が自分の関節を攻撃するようになるのが関節リウマチ（下図）。すい臓の細胞を攻撃すると糖尿病（→52ページ）になるなど、免疫の暴走でさまざまな病気が引きおこされる。

免疫のはたらきと腸内細菌

免疫のはたらきには、リンパ球の一つであるT細胞（→28ページ）がかかわっています。T細胞は、腸内細菌が出す物質によって、異物を攻撃する抗体をつくるのをおさえる制御性T細胞や細胞をこわすキラーT細胞、炎症をおこす物質サイトカインを出すヘルパーT細胞など、ちがうはたらきをする別のT細胞に変化します。

そのため、腸内細菌叢の構成バランスが変わると、つくられるT細胞のバランスがくずれます。異物の攻撃をおさえる制御性T細胞が少なくなると、アレルギーや自己免疫疾患になると考えられています。

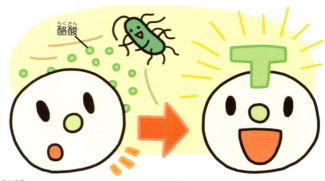

免疫のはたらきすぎをおさえる細胞
腸内のクロストリジウム属のなかまの細菌が出す酪酸によって、免疫がはたらきすぎるのをおさえる制御性T細胞ができる。

腸内細菌を改善して治す!?

免疫がはたらきすぎる人の腸内細菌の種類の構成が、健康な人のものとはちがうことがわかっています。しかし、それぞれの病気でどういう細菌がふえたりへったりして、いつ細菌叢が変化しているのかなどの点については、今でも研究が続けられています。

たとえば、花粉症やアトピーの患者などに対しては、ビフィズス菌をふくむヨーグルトを飲むグループと、にせの薬（偽薬）を飲むグループに分けて、効果を調べる試験が行われました。その結果、ヨーグルトを飲んだほうの患者では、腸内で善玉菌がふえて、症状が改善した人が多く、偽薬を飲んだほうの患者では善玉菌がふえず、症状が改善しないことがわかりました。

このように腸内の善玉菌をふやすことで、完全に治すことはできなくても、予防や症状を軽くすることができるという結果が出ています。

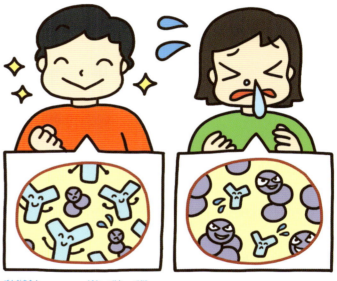

善玉菌がふえて喜ぶ人（左）と善玉菌がふえず花粉症に苦しむ人（右）
花粉症の人は、花粉がとぶ時期に悪玉菌がふえるが、あるビフィズス菌をふくむヨーグルトを食べると、腸内に善玉菌がふえて症状が軽くなり、それを食べないと、善玉菌がふえず症状が良くならなかった。

コラム

皮ふから入る食物アレルギーのもと

近年、食べ物に対して免疫がはたらく食物アレルギーをもつ人がふえているといいます。アレルギーのもと（アレルゲン）となる食べ物を食べたとき、ふつう腸の免疫細胞は食べ物に害はないと判断してくれます。しかし、腸の免疫細胞がアレルゲンとなる食べ物を学ぶ前に、それらが肌あれや湿疹などのある皮ふから体の中に入ると、アレルギーをおこしやすいことがわかってきました。

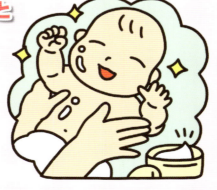

赤ちゃんの肌ケアでアレルギーを防ぐ
アレルゲンが皮ふから体の中に入らないように、保湿をしっかりして、肌があれないようにすることが重要だ。

腸内細菌で太りにくくなる！？

肥満のおもな原因は、食べすぎや運動不足です。しかし、食事制限や運動をしても太りやすい人もいます。そんな場合は、腸内細菌がかかわっているかもしれません。腸内には、太りやすくしたり太りにくくしたりする細菌がすみついています。

太っている人の腸内細菌

ヒトの腸の中には600兆個以上、1000種類以上の腸内細菌がすみついています。その種類やバランスは、人それぞれに異なりますが、太っている人の腸内細菌を調べてみると、ふつうの体重の人より細菌の種類が少ないことがわかっています。

また、細菌のいない状態で育てた実験用マウス（無菌マウス→42ページ）は太りにくいのですが、このマウスに太っている人の腸内細菌を移植すると、太りはじめます。こうしたことから、腸内細菌が肥満と深く関係していることがわかっています。

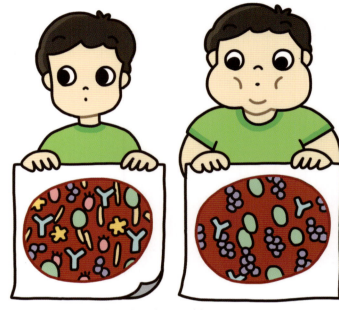

太っている人は腸内細菌の種類が少ない
同じ遺伝子をもつ一卵性双生児でも、生活や食事の習慣がちがうと、腸内細菌の種類や構成がちがう。肥満のほうの子には、食物繊維を分解する腸内細菌の種類が少ない。

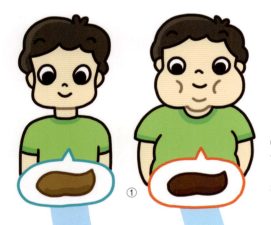

①一人は肥満、もう一人はふつうの体重という遺伝子の同じ双子の大便から、腸内細菌を取り出す。

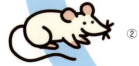 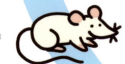

②生まれたときから無菌の部屋と食事で育った無菌マウスに、双子の腸内細菌をそれぞれ移植する。

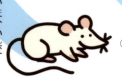 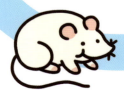 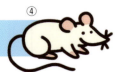

③腸内細菌を肥満の子から移植されたマウスは太り、ふつうの体重の子から移植されたマウスは変化しない。

④太ったマウスを、変化のなかったマウスとしばらくいっしょに飼っていると、もとにもどっていく。

腸内細菌がつくる短鎖脂肪酸

　ヒトの胃では消化されにくい食物繊維でも、大腸にすむビフィズス菌や乳酸菌などの腸内細菌によって分解され、酢酸や酪酸などの短鎖脂肪酸となって大腸で吸収されます。短鎖脂肪酸は脂肪の一種で、胃や腸の粘液の分泌、水やミネラルを吸収するためのエネルギーとして利用されます。

　近年、この短鎖脂肪酸が、太りにくい体づくりを助ける物質として注目されています。短鎖脂肪酸には、体の中の脂肪細胞にはたらいて、脂肪の蓄積をおさえたり、神経にはたらいて食欲をおさえたり、エネルギーの消費をうながしたりする効果があることがわかってきました。

脂肪がたまりにくくなる
プロピオン酸と酢酸などの短鎖脂肪酸は、脂肪細胞にはたらいて、脂肪細胞がインスリンというホルモンを受け取りにくくさせる。すると、血管から糖分や脂肪を吸収しにくくなり、脂肪細胞に脂肪がたまりにくくなる。

エネルギーの消費が上がる
プロピオン酸と酪酸という短鎖脂肪酸は、交感神経を活性させる。すると、脳からノルアドレナリンという神経伝達物質が分泌され、心拍数や体温が上がり、エネルギーの消費が上がる。

短鎖脂肪酸による太りにくい体のしくみ
腸内細菌が食物繊維を分解して、プロピオン酸や酪酸、酢酸などの短鎖脂肪酸をつくる。短鎖脂肪酸は大腸で吸収され、交感神経や脂肪細胞にはたらいて、太りにくい体にする。

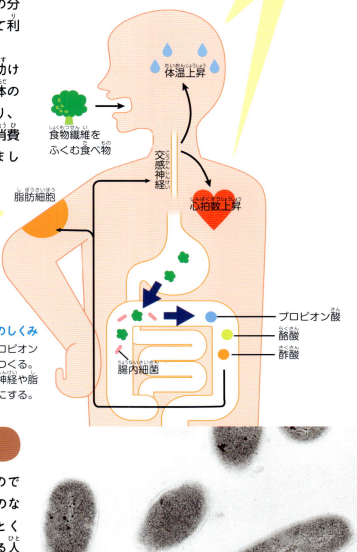

腸内細菌でヒトの肥満を防ぐ

　では、どんな腸内細菌が、肥満を防いでくれるのでしょうか？　腸内には、バクテロイデスという細菌のなかまと、ファーミキューテスという細菌のなかまがとくに多いことで知られています。そのうち、太っている人ほどファーミキューテス類が多く、バクテロイデス類が少ないことがわかっています。

　バクテロイデス類の細菌は、食物繊維を分解して短鎖脂肪酸という成分を出します。これが体の脂肪細胞にはたらきかけて、脂肪分の蓄積を止めて肥満を防ぐことがわかりました。これと反対に、ファーミキューテス類の細菌は、脂肪分をよく吸収して太りやすくすると考えられています。また、最近ではファーミキューテス類の中にも、クリステンセネラ・ミヌタという、短鎖脂肪酸を出す細菌がいることがわかってきました。

写真提供：株式会社ヤクルト本社

クリステンセネラ・ミヌタ（電子顕微鏡写真）
幅0.4μm、長さ0.8〜1.9μm。2012年に日本人研究者によって発見された。

腸内細菌で糖尿病を防ぐ?

糖尿病とは、血液中のブドウ糖の濃さを表す「血糖値」が、長時間高いままになってしまう病気です。血糖値を調整するしくみに、腸内細菌もかかわっていることがわかり、糖尿病の予防や治療への応用が期待されています。

糖尿病ってどんな病気?

ごはんやパンなどを食べると、それにふくまれる炭水化物が分解されて、ブドウ糖ができます。ブドウ糖は小腸で吸収されて血管を通り、血液といっしょに全身に運ばれて運動のエネルギーなどに使われます。そうした血液中のブドウ糖の濃さを表す値を「血糖値」といいます。血糖値は、食後に急に上がりますが、しばらくするとすい臓から出るインスリンというホルモンのはたらきで肝臓などに取り入れられて、値は下がっていきます。
しかし、それらのホルモンがはたらかなくなると、血糖値は上昇したままになってひどいつかれやのどのかわきなどの症状が出て、重症になると目が見えなくなることもあります。
糖尿病は、血糖値を上げる原因によって大きく2つに分けられます。インスリンがすい臓でつくられなくなる「I型糖尿病」、インスリンが出ていても、量がへったりはたらきが悪くなったりする「II型糖尿病」です。

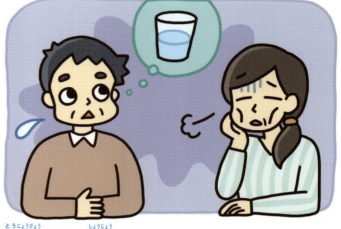

糖尿病のおもな症状

のどがかわいて水分をたくさん飲むようになったり、つかれやすくなったり、尿の量がふえたりして、体重がへる。放っておくと、腎臓や脳、心臓などの重要な器官に障害をあたえる危険な病気を引きおこす。

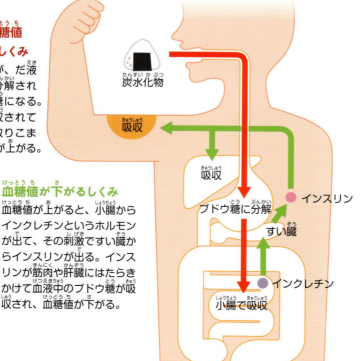

食後に血糖値が上がるしくみ
炭水化物が、だ液や胃液で分解されてブドウ糖になる。小腸で吸収されて血液中に取りこまれ、血糖値が上がる。

血糖値が下がるしくみ
血糖値が上がると、小腸からインクレチンというホルモンが出て、その刺激ですい臓からインスリンが出る。インスリンが筋肉や肝臓にはたらきかけて血液中のブドウ糖が吸収され、血糖値が下がる。

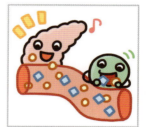

健康な人
すい臓からインスリンが出ると、肝臓や筋肉などの細胞がインスリンに反応して、血液中のブドウ糖を吸収する。

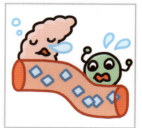

I型糖尿病の人
すい臓からインスリンが出なくなって、肝臓や筋肉などの細胞が、血液中のブドウ糖を吸収しない。

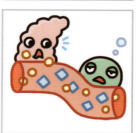

II型糖尿病の人
すい臓からインスリンが出ているが、はたらきにくくなって肝臓や筋肉などの細胞が、インスリンに反応しなくなり、血液中のブドウ糖の吸収が悪くなる。

腸内細菌でⅠ型糖尿病を予防？

インスリンは、すい臓のβ細胞というところでつくられています。それらが何らかの原因ではたらかなくなり、インスリンをつくられなくなっておこる病気がⅠ型糖尿病です。原因の一つとして、アレルギーと同じように免疫が暴走して、自分ですい臓のβ細胞を攻撃しておこると考えられています。

免疫とは、体の中に侵入した異物を攻撃するはたらきですが（→28ページ）、それらは時に暴走することがあります。それをおさえるブレーキ役が、制御性T細胞です。腸内細菌のつくる酪酸という短鎖脂肪酸は、制御性T細胞をふやすことがわかっています。そこで、バランスの良い食事や運動などで腸内細菌を改善することで、Ⅰ型糖尿病を予防できる可能性が高まっています。

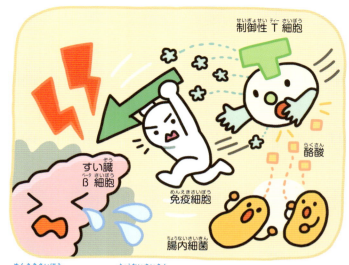

免疫細胞をおさえる腸内細菌
Ⅰ型糖尿病は、一度発症してしまうと治りにくい。しかし、健康なうちから腸内細菌を整えると、病気を予防することができると期待されている。

腸内細菌でⅡ型糖尿病を治療？

Ⅱ型糖尿病は、肥満やストレスなどの生活習慣から、血糖値を調整するはたらきが低下しておこる病気です。そのため「生活習慣病」ともよばれています。この病気にも、腸内細菌がかかわっています。

腸内細菌叢のバランスがくずれると、腸のはたらきが悪くなり、インスリンが出るのをうながすインクレチンというホルモンの量がへります。そのため、インスリンが出にくくなったり、ブドウ糖の吸収が悪くなったりして、血糖値が上がったままになってしまうのです。

また、腸内細菌叢のバランスがくずれて腸内の表面を守る粘液がへってしまうと、腸内細菌が血管内に入りこみ、全身でインスリンがはたらきにくくなります。こうしたことから、腸内細菌を整えてⅡ型糖尿病を治療する研究が、現在進められています。

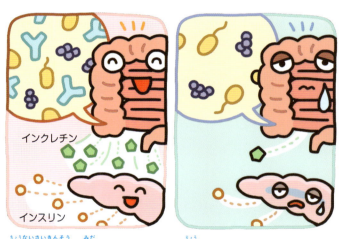

腸内細菌叢の乱れでインスリンの量がへる
健康な人の場合（左）、インクレチンやインスリンは十分に分泌される。腸内細菌叢が乱れていると（右）、腸の出すインクレチンがへるため、すい臓が出すインスリンも十分に分泌されない。

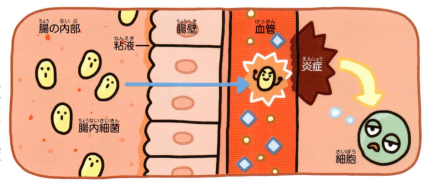

血液に入りこむ腸内細菌
腸内細菌やその細胞壁の一部が血液に入ると、全身で炎症を引きおこす。その影響で肝臓や筋肉などの細胞がインスリンに反応しにくくなり、血液中のブドウ糖の吸収が悪くなる。

腸内細菌ががんを防ぐ!?

　がんは、体の中で異常な細胞がふえて、臓器などのはたらきに障害をおよぼす病気です。30年ほど前から、日本人の死亡原因の1位になっています。それらのがんの一部は、発生や進行過程で腸内細菌とかかわっていることがわかってきました。

がんはどんな病気!?

　ヒトの細胞にある遺伝子が、なんらかの原因で傷つくと、がん細胞となります。ふつう細胞自身が遺伝子の傷を治したり、免疫のはたらきでがん細胞を異物として体から取りのぞいたりします。しかし、それらのはたらきからのがれたがん細胞が免疫からの命令を無視してふえ続けると、がん組織とよばれるかたまりをつくります。
　がん組織が、まわりに広がっていくと、血管などに入りこんで体のあちこちに転移し、新しいがん組織をつくります。また、がん組織は、ほかの正常な臓器や組織がえるはずの栄養分をうばうため、がんにおかされた人の体は弱っていきます。現在、日本人の二人に一人は、一生のうちになんらかのがんにかかるといわれるほど、がんは身近な病気となっています。

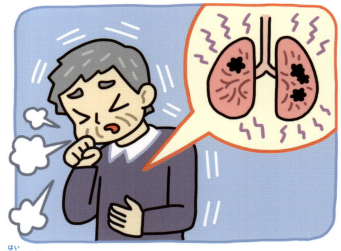

肺がん
肺の細胞ががん化する病気で、病気が進行すると転移しやすい。たばこを吸う人が肺がんになる可能性は、吸わない人にくらべて2倍以上。たばこを吸わない人でも、ただようたばこの煙を吸うことで肺がんになる危険性は高まる。

発がん物質と発がん促進物質

　ヒトの体の細胞にある遺伝子を傷つける「発がん物質」には、たばこの煙や肉や魚などの焼けこげ、カビの毒などがあります。46ページのピロリ菌も、胃がんの発がん物質の一つです。細胞の遺伝子を傷つけて、がん細胞になりやすくする物質を「発がん促進物質」といいます。それらの物質には、たばこの煙にふくまれる成分や紫外線、放射線、お酒（アルコール）、食べ物につくカビなどがあります。
　ここで重要なのは、発がん物質で細胞の遺伝子が傷つけられても、発がん促進物質がなければがんにはならないということです。しかし、たばこの煙を吸ったり、日光にふくまれる紫外線を何度も浴びて日焼けしたり、放射線をくり返し浴びたりすると、それらの両方の物質を体に取り入れることになるので、危険とされています。

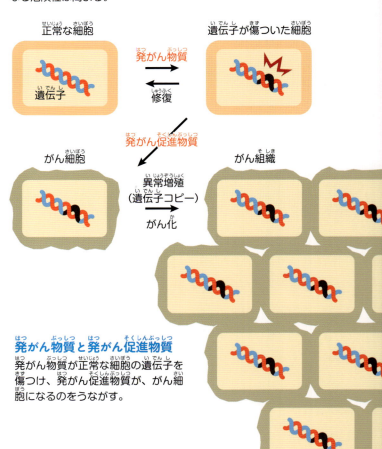

発がん物質と発がん促進物質
発がん物質が正常な細胞の遺伝子を傷つけ、発がん促進物質が、がん細胞になるのをうながす。

腸への負担でがんになる!?

がんの中でも、大腸がんになりやすい原因として、野菜をほとんど食べずに肉を大量に食べ、運動をあまりしないことなどがあげられます。肉が多い食事だと、脂肪を消化するため胆のうから胆汁とよばれる消化液がたくさん出ます。しかし、脂肪が多すぎて十分吸収されずに大腸にいくと、クロストリジウム属という悪玉菌のなかまが、胆汁を発がん促進物質に変えてしまうと考えられています。さらに、運動不足などで便秘になると、脂肪が悪玉菌の栄養分となって、腐敗しやすくなります。

また、腸内細菌のバクテロイデスのなかま（→51ページ）には、毒素を出して大腸に下痢や大腸炎をおこし、大腸がんを引きおこしやすくする細菌がいることがわかっています。現在、大腸がんを防ぐ方法はまだ発見されていません。しかし、ビフィズス菌などの善玉菌をふやして腸内環境を良くすることで、がんができるのを防ぐことができると考えられています。

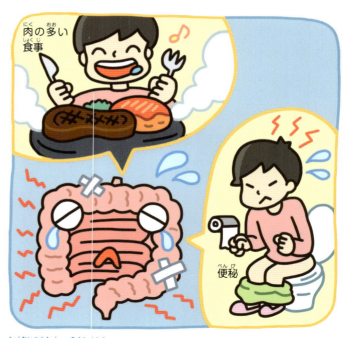

腸内環境の悪循環
肉ばかりを食べる人の腸には悪玉菌がふえ、腸内環境が悪くなると、便秘や大腸炎などをおこす。便秘が続くと、悪玉菌がさらにふえて腸内環境はどんどん悪くなる。その結果、腸内の細胞が傷つけられて大腸がんの原因となる。

乳がんと腸内細菌

近年、大腸がんだけでなく、乳がんにも腸内細菌がかかわっていることがわかってきました。細菌を攻撃する成分のある抗生物質を使いすぎると、腸内細菌叢のバランスがくずれやすくなり、乳がんにかかる確率が高くなることがわかったのです。

また、別の研究では、みそ汁を1日3杯以上飲む人は、1杯未満の人にくらべて乳がんになる確率が40%も低いことがわかりました。みその原料となる大豆や大豆製品にふくまれるイソフラボンという成分が、腸内細菌のはたらきでエクオールという物質になります。エクオールは、乳がんの発生にかかわるエストロゲンという女性ホルモンに代わるはたらきや、エストロゲンのはたらきすぎをおさえるはたらきをします。

エクオールをつくる腸内細菌をもつ人は、大豆を食べる習慣のある日本では60%以上いますが、大豆を食べる習慣のない欧米では20～30%でした。最近では、食事が欧米化してきた影響か、40歳未満ではエクオールをつくる腸内細菌をもつ人は欧米並みに少なくなっているといわれています。

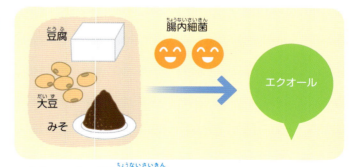

エクオールをつくる腸内細菌
イソフラボンをふくむ大豆製品を食べると、腸内細菌がエクオールをつくる。

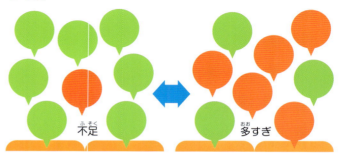

エクオールのはたらき
腸内乳酸菌のつくるエクオール（●）は、エストロゲン（●）が足りないときに、その代わりになり、エストロゲンが多すぎるときには、そのはたらきをおさえる。乳がんだけでなく、骨粗しょう症や更年期障害の予防や高血糖、高コレステロール血症、高血圧などが重なった肥満の予防、皮ふのしわやたるみなどの改善が期待できる。

腸内細菌が脳を助ける!?

ヒトの頭の中にある脳とおなかの中にある腸は、場所こそはなれていますが、血管や神経でつながっていて、深いかかわりをもっています。というのも、脳や神経ではたらき、感情にはたらきかける神経伝達物質のほとんどが腸でつくられているからです。

腸と脳の情報伝達

これまで、大勢の人の前で何かを発表する前に、緊張でトイレに行きたくなったり、ストレスや不安から便秘や下痢をおこしたりしたことはないでしょうか。これは、脳がストレスを感じると、内臓のはたらきを調節する自律神経が腸のはたらきを悪くしたり、脳から出るホルモンに反応して、腸内で悪玉菌がふえたりするためだとされています。

また、これとは反対に腸の調子が悪い状態が続くと、不安やストレスを感じたり、脳のはたらきが悪くなったりすることもあります。こうした腸と脳との相互の関係を「腸脳相関」といいます。

腸の動きが悪いとうつ病に!?

ヒトの体の中で、脳からの命令を体の各器官に伝え、それらの器官からの刺激を情報として脳に伝えるのが、全身に張りめぐらされた「神経細胞」です。神経細胞と神経細胞との間で情報を伝えるのに、セロトニンやアセチルコリン、ノルアドレナリン、ドーパミンなどの神経伝達物質がはたらきます。これらの神経伝達物質のもとは、ほとんどが腸でつくられています。

ところが、ストレスや不安が続くと、腸の動きが悪くなって、落ち着きや安定感をもたらすセロトニン、やる気をおこすノルアドレナリン、幸せを感じるドーパミンといった神経伝達物質が、十分につくられなくなります。すると、脳はさらに不安を感じるようになって腸の動きが悪くなるという悪循環になり、心がしずんでうつ状態になるといいます。そこで、腸内環境を整えれば、セロトニンやドーパミンなどの神経伝達物質が安定してつくられて、うつの症状を軽くし、予防につながると考えられています。

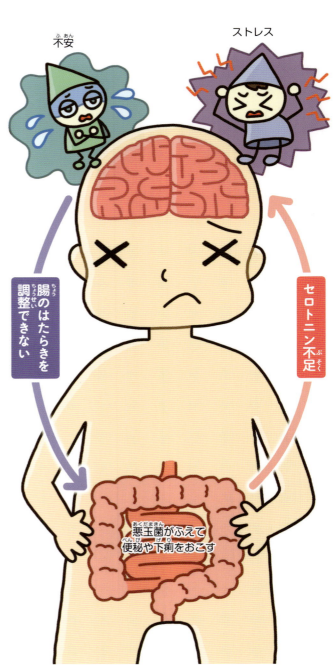

脳で感じるストレスと不安は腸に影響をあたえる
近年、ストレスなどから、便秘や下痢、腹痛などをよくおこす過敏性腸症候群といわれる病気になる人がふえている。

脳にかかわる病気を腸で治す!?

うつ病のほかに、脳にかかわる病気として、パーキンソン病やアルツハイマー型認知症があります。パーキンソン病は、神経に異常がおきて手足がふるえたり、筋肉が緊張して動きがにぶくなったりする病気です。これは、神経伝達物質ドーパミンの不足からおこることがわかっています。

また、アルツハイマー型認知症は、脳内に異常なタンパク質がたまって、神経細胞がこわれて死んでしまうため、ひどい物忘れなどがおこる病気です。この認知症にかかった人の脳では、アセチルコリンという神経伝達物質が不足していることがわかっています。腸内細菌が、ドーパミンやアセチルコリンなどの神経伝達物質を活発につくり続ければ、症状の進行をおさえることができるかもしれないと考えられています。

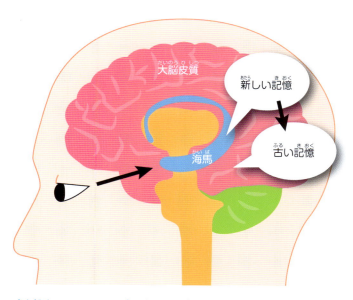

記憶力をつかさどる脳の中の海馬
脳の中心にある海馬は、いつ、どこで、何があったかなどという一連の流れを整理して、長期記憶として大脳皮質におさめられるまで、一時的にとどめておく貯蔵場所としてはたらく。そのため、学習や記憶をしているときには、海馬でアセチルコリンの濃度が上がる。

自閉症が改善する!?

発達障害の一つである自閉症スペクトラム障害（ASD）は、何らかの先天的な脳の障害でおこるとされています。その特徴としては、人と会話したり、言葉を理解して使ったりするのが苦手で、音などの感覚的刺激に激しく反応する、限られたものにしか興味を示さない、同じ行動をくり返すといった症状が見られます。また、自閉症スペクトラム障害の子の多くが、腹痛や便秘・下痢、吐き気などの消化器の不調を経験しているといわれます。そこで、その子どもたちの腸内細菌を調べたところ、腸内に悪玉菌をふくむクロストリジウム属（→55ページ）のなかまが多いことがわかりました。

じつは、抗生物質を使ってそれらの悪玉菌を取りのぞく治療で、自閉症の症状が改善されたという報告が発表されています。症状が改善されたくわしい理由などは、はっきりとはわかっていませんが、腸内細菌と自閉症には何らかの関係があり、腸内細菌の改善で症状が軽くできるのではないかと期待されています。

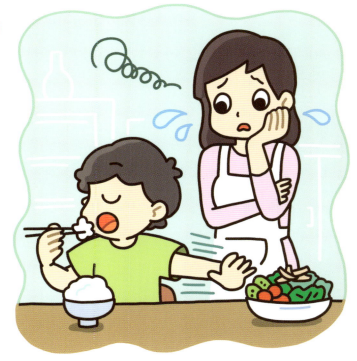

自閉症スペクトラム障害の子は好き嫌いが多い？
限られたものだけに興味をもつため、食べ物でも好き嫌いが激しく、ある決まったものを食べることが多い。そのため、腸内細菌叢のバランスがくずれるのではないかと考えられる。

腸内細菌で新しい治療法をつくる!?

最近、わたしたちヒトの体が、腸内細菌に大きく影響を受けることがわかってきました。そこで、健康な人の腸内細菌を利用した治療法の研究が進められています。この治療法は、病気の症状を改善するだけでなく、病気を根本から治す治療法として期待されています。

腸内細菌をヒトからヒトへ移す

動物の中には、コアラのように親の便を食べて栄養をえたり、消化管の成長をうながしたりして、病原菌に対する免疫をえるものがいます。ヒトの場合でも、4世紀の中国で、下痢や食中毒の人に健康な人の大便を口からあたえていたという記録が残っています。

このように健康な人の大便を使って、病人の体の中に健康な腸内細菌を移して病気を治そうという目的で研究されているのが、「大便微生物移植法」です。現在では、健康な人の大便をヒトの体液と同じ濃さの生理食塩水でとかし、病気の人の腸に直接肛門から入れて移す方法がとられています。こうした治療法は、薬が効きにくい一部の大腸炎などの病気で行われていて、これまでの薬による治療よりも効果的な場合があるといわれます。今後の研究課題の一つと考えられています。

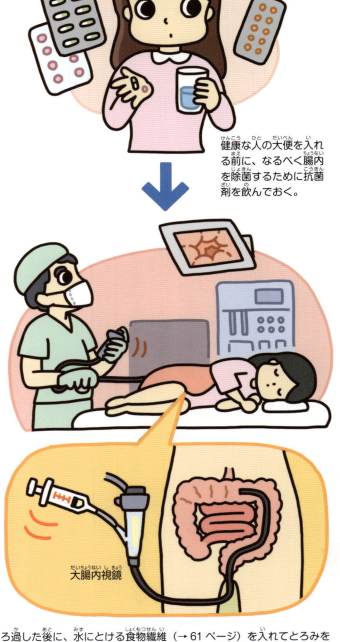

健康な人の大便を入れる前に、なるべく腸内を除菌するために抗菌剤を飲んでおく。

大便微生物移植法のやり方

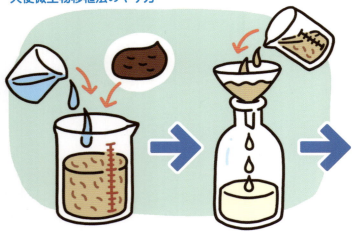

健康な人の大便を生理食塩水でとかし、ろ過して食べかすなどのかたまりを取りのぞく。

ろ過した後に、水にとける食物繊維（→61ページ）を入れてとろみをつけ、腸の中にとどまりやすくする。それを大腸内視鏡を使って、直接大腸に注入する。

細菌カクテルをつめたカプセル

　大便を直接大腸へ移植するほかに、腸内細菌をカプセルにつめて、口から飲む薬にする研究もはじまっています。まず、健康な大人の大便から腸内細菌を分けて取り出し、清潔な容器の中で人工的に培養します。そして、病気の治療に必要なさまざまな腸内細菌をまぜて、カプセルに入れて薬にするのです。ちがう種類をまぜたものをカクテルというので、この薬は「腸内細菌カクテル」ともよばれています。

　こうした腸内細菌カクテルを、健康なときの自分の大便から取り出して培養した腸内細菌でつくることも考えられています。自分の腸内細菌であれば、ほかの人から移された細菌にくらべて腸内環境に適応し、定着しやすいと考えられるからです。

腸内細菌カクテルができるまで
大便から病気の治療に利用できる腸内細菌を分けて培養し、カプセルに入れて飲む。2013年に、日本の研究者が免疫のはたらきすぎでおこる大腸炎の治療に有効な17種類の腸内細菌を見つけた。その腸内細菌群を飲む薬がアメリカで開発され、実用へ向けて研究が続けられている。

自分に合った腸内環境に

　多くのヒトの腸内細菌を調べると、食生活や生活習慣などによって、腸内細菌の割合に特徴があることがわかってきました。現在では、大便から取り出した細菌を培養しなくても、大便にふくまれる遺伝子情報から、どのような細菌が、どれくらいいるかがわかるようになりました。

　また、病気と腸内細菌とのかかわりが指摘されています。つまり、腸内細菌を調べることで、その人がどんな病気にかかる危険性が高いのかがわかるのです。さらに研究が進むと、どんな腸内細菌カクテルを飲めば、腸内環境を整えられるかがわかってくるでしょう。

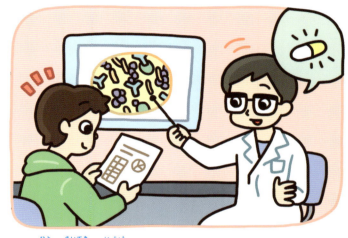

その人に最適な医療
腸内細菌を調べることで、病気の種類だけでなく、個人個人に合わせた病気の治療法を見つけることができるようになるかもしれない。

コラム
大便バンク設立は何のため!?

　近年、アメリカやオランダなどで大便バンクがつくられています。このバンクは、お金を取りあつかう銀行ではなく、骨髄バンクなどと同じく、正常な腸内細菌を移植するための大便を保管するところです。医師の診察や血液検査、検便などで健康状態をきびしく調査して、合格した人から大便を提供してもらいます。

　日本でも最近、大便バンクが設立されました。こちらは、さまざまな病気の治療に役立てるために、大便の腸内細菌からえられた遺伝子情報を蓄積して保存するためのものです。

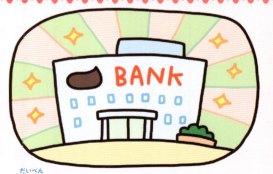

大便バンク
提供された大便は、凍結などの加工をして保管され、治療などに使われる。

おなかの調子がわかる大便

健康な人の場合には、だいたい毎日のように大便が出ます。出るかどうかでもおなかの調子がわかりますが、出た大便をよく観察すれば、おなかの調子がもっとよくわかります。では、おなかの調子を良くして、良い大便をするにはどうすればよいのでしょうか。

大便の中身はなんだろう？

ヒトが食べた物は、口や食道、胃を通って、小腸で消化・吸収されます。さらに大腸で水分や鉄分、カルシウムなどのミネラル分が吸収され、食べてから24〜72時間後に、肛門から大便となって出てきます。こうして見ると、大便は、食べ物のかすだけのように思われがちですが、そうではありません。

大便の中身のうち、全体の約80％は水分です。残り約20％の約3分の1が食べかす、約3分の1が腸の内壁からはがれた腸粘膜、あとの約3分の1は生きた腸内細菌とその死がいでできています。乾燥した大便1gには、約1兆個もの腸内細菌がいるといわれています。それらの細菌には、ヒトの健康に役立つ善玉菌もいれば、悪さをする悪玉菌、どっちつかずの日和見菌もいます。

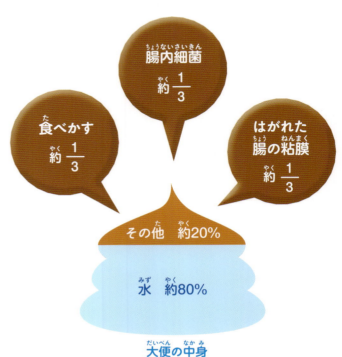

大便の中身

大便でおなかの調子を知ろう

トイレで大便をしたら、すぐに流さずによく観察してみましょう。大便は、腸の中にある時間が長いほど水分がなくなってかたくなり、短いほどどろのようにやわらかくなります。13ページのブリストルスケールにあるように、大便はかたすぎずやわらかすぎず、バナナのような形がいちばん良いとされています。

では、大便の色は何色が良いのでしょうか。じつは、大便の色をつくっているのは、体の中でつくられるビリルビンという色素です。この色素は、酸性では明るい黄色になり、アルカリ性では黒っぽくなります。そのため、腸内に酸性を好む善玉菌が多いと、腸内は酸性になって黄色っぽい茶色の大便が出ます。これと反対に、腸内にアルカリ性を好む悪玉菌が多いと、大便は黒っぽくなるのです。

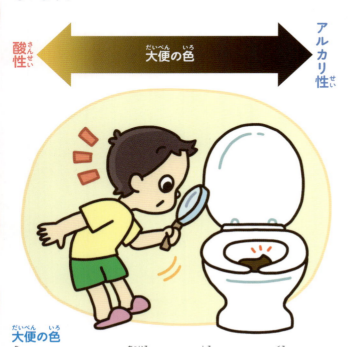

大便の色

食べたものによっては、茶色ではなく、白っぽいものや黒いものが出ることもある。血がまざって赤っぽくなることもある。

良い大便をつくろう

では、毎日良い大便をするには、どうしたらよいのでしょうか。大便のもとになるのは食べ物ですから、まずは食事を規則正しくとらないといけません。食事では、キノコ類や野菜、海藻、果物などに多い食物繊維を食べることが大切です。

食物繊維は、ヒトの胃と小腸では消化・吸収されにくい物質で、海藻や果物などの水にとけるものと、野菜やキノコ類、豆類などの水にとけないものがあります。水にとけない食物繊維を食べると、胃や腸で水分を吸収して大きくふくらみ、腸の蠕動運動（伸び縮み）が活発になって、大便が出やすくなります。また、水にとける食物繊維を食べると、腸壁などにくっついてゆっくり移動します。そのため、食べるとおなかがすきにくく、糖質の吸収がゆるやかになります。

そのほかに、乳酸菌やビフィズス菌の入ったヨーグルトや漬け物、それらの栄養分になるオリゴ糖をふくむものを食べることも良い大便につながります（→27ページ）。

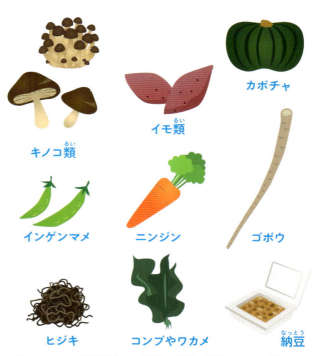

水にとけない食物繊維は、穀類、野菜、豆類、キノコ類などにふくまれていて、ぼそぼそ、ざらざらとした食感があるものが多い。水にとける食物繊維は、コンブやワカメ、サトイモなどにふくまれていて、さらさらしたものとねばねばしたものがある。

大便を押し出す筋肉をきたえる

せっかく食物繊維を食べて良い大便をつくっても、それを出さないといけません。腸の中に大便を長い間ためておくと、それが栄養分となって悪玉菌がふえて、がんになりやすくする物質やくさいにおいのもとになる成分などがつくられます。また、それらの悪い物質は、腸から吸収されて血液にのって全身をめぐり、肌あれの原因やさまざまな病気につながるといわれています。

まず、何より大事なのは、大便を体の外に出すことです。それには、大腸にたまった大便を出す力が必要です。運動不足の人や高齢者には、大腸や肛門の筋力が弱くなって大便を押し出すことができない人もいます。それらの人は、ウォーキングやジョギングなど、軽く汗をかくくらいの運動をすると、内臓のはたらきが良くなって、大便を押し出す力が回復します。

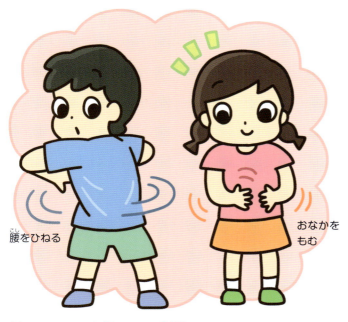

腸のはたらきを活発にさせる運動
便秘をしたときに、腸の動きを良くするため、腹筋運動をしたり、腰をひねるような運動をしたり、手でおなかをもんだりするとよい。

さくいん

同じ見開きの中で何度も出てくる言葉は、最初に出てきたページをのせています。

あ

赤ちゃん	14,29,41,49
悪玉菌	11,19,20,26,41,49,55,56,60
アクネ菌	9,22,30,40
汗	12,22,40
アセチルコリン	56
アタマジラミ	8
アトピー性皮ふ炎	48
アニサキス	44
アポクリン汗腺	22,40
アルツハイマー型認知症	57
アレルギー	29,43,44,48
胃	10,46
胃液	10,12,24,27,46,52
胃炎	46
胃かいよう	10,46
胃がん	10,46,54
イソフラボン	55
遺伝子	8,18,50,54,59
インクレチン	52
インスリン	51,52
ウイルス	8,10,23,28,34,36,48
ウェルシュ菌	11,19,41
ウォーレン博士	47
うつ	56
エクオール	55
エクリン汗腺	22,40
エストロゲン	55
NK細胞（ナチュラルキラー細胞）	28
黄色ブドウ球菌	9,19,22,34,39,40
O-157	26,43

おなら	41
オリゴ糖	27,61

か

海藻	24,61
カビ	9,22,31,35,54
花粉症	49
がん	19,54,61
カンジダ菌	9,35
関節リウマチ	48
汗腺	22,40
気管	33,38
寄生	44
寄生生物	8
寄生虫	7,8,22,44
逆流性食道炎	46
キラーT細胞	28,49
クリステンセネラ・ミヌタ	51
グリセリン（グリセロール）	23
クロストリジウム属	55,57
結核	35,36
結核菌	35,37
血糖値	52
抗菌ペプチド	23
口腔内細菌叢	18
口臭	33
抗生物質	21,23,34,37,55,57
抗体	28,48
好中球	28

さ

サイトカイン	28

酢酸	19,25,26,41,51
歯垢（プラーク）	10,13,32,35,41
自己免疫疾患	48
歯周病	10,13,32,41,53
自閉症スペクトラム障害	57
脂肪酸	22,24,30,40
十二指腸	11,12,24
柔毛	12,24
樹状細胞	28
消化	10,12,21,23,24,26,43,51,55,60
常在菌	11,19,22,32,34,40,42
食中毒	11,26,39,43,58
食道がん	46
食物繊維	12,14,25,27,50,58,61
真菌	9,22,31,35
ジンジバリス菌	10,33
すい液	12,24
水痘・帯状疱疹ウイルス	36
ストレス	20,31,36,40,43,53,56
生活習慣病	53
制御性T細胞	28,49,53
セロトニン	56
善玉菌	11,19,20,25,26,49,55,60

た

帯状疱疹	36
耐性菌	35
大腸炎	34,55,58
大腸がん	55
大腸菌	11,15,26,34,38,41,43
大便	10,12,19,21,25,26,38,40,44,50,58,60

大便桿菌	11,26	
大便球菌	11,26	
大便菌	11,19,26	
大便バンク	59	
大便微生物移植法	58	
だ液	10,13,24,27,32,37,41,52	
短鎖脂肪酸	11,12,25,51,53	
胆汁	12,24,27,55	
胆のう	55	
長寿菌	11	
腸内細菌	11,14,20,25,29,34,41,43,48,50,52,54,56,58,60	
腸内細菌カクテル	59	
腸内細菌叢	15,18,20,49	
腸脳相関	56	
通過菌	19	
漬け物	19,61	
T細胞	28,49	
ディフィシル菌	19,34	
デーデルライン桿菌	35	
糖尿病	23,42,48,52	
ドーパミン	56	
特定保健用食品（トクホ）	27	
とびひ	39	

な

納豆	19,61
にきび	9,22,30
乳がん	55
乳酸	19,26,32
乳酸菌	11,14,19,26,34,51,61
ノミ	8
ノルアドレナリン	51,56

は

歯	10
パーキンソン病	57
肺炎	33,38
バイオフィルム	35
肺がん	54
白せん菌	9,31
バクテロイデス	51,55
バクテロイデス・プレビウス	25
発がん促進物質	54
発がん物質	54
白血球	28,37,39,48
発酵食品	19,26
歯みがき	33
B細胞	28
皮脂	9,12,22,30,40,43
皮脂腺	9,22
ビタミン	12,24,43
美肌菌	23
ビフィズス菌	11,14,19,26,41,48,51,55,61
表皮ブドウ球菌	22,38,40
日和見菌	19,20,60
ビリルビン	60
ピロリ菌	10,12,46,54
貧血	48
ファーミキューテス類	51
ふけ	31
フラギリス菌	19
ブリストルスケール	13,60
プレバイオティクス	27
プロバイオティクス	27
プロピオン酸	51
へその緒	14,29
ヘルパーT細胞	28,49
ヘルペスウイルス	9,36
ぼうこう炎	38
母乳	15,27,29,41

ま

マーシャル医師	47
マイクロバイオータ	18
マイクロバイオーム	18
マクロファージ	28,37,39,48
マダニ	8
マラセチア	22,31
水ぼうそう	9,36
水虫	9,31
ミュータンス菌	10,32,35,42
無菌マウス	42,50
虫歯	10,13,42
免疫	28,43,44,48,53,54,58
免疫細胞	28,36,48

や ら

ヨーグルト	19,49,61
酪酸	11,12,25,26,51,53
ラクトバチルス カゼイ シロタ株	27
緑膿菌	34,38
リンパ球	48

監修者紹介

辨野義己（べんの よしみ）

1948年大阪生まれ。酪農学園大学獣医学科を卒業。東京農工大学大学院を経て、特殊法人理化学研究所研究員、独立行政法人理化学研究所バイオリソースセンター・微生物材料開発室室長、現在、同所科技ハブ産連本部 バトンゾーン研究推進プログラム辨野特別研究室特別招聘研究員、酪農学園大学獣医学群特任教授。農学博士（東京大学）。日本臨床腸内微生物資源学会理事、日本無菌生物ノートバイオロジー学会理事、日本獣医学会評議員、全国発酵乳乳酸菌飲料協会理事、ヤクルト・バイオサイエンス研究財団評議員などを兼任。著書に、『免疫力は腸で決まる！』（KADOKAWA）、『腸内細菌の驚愕パワーとしくみ』（C&R研究所）、『菌活で病気の9割は防げる』（実業之日本社）、『100歳まで元気な人は何を食べているか？』（三笠書房）など多数。

写真提供・協力者一覧

塩水港精糖株式会社／株式会社湖池屋／株式会社ヤクルト本社／国立感染症研究所／国立感染症研究所昆虫医科学部／国立国会図書館／サーモフィッシャーサイエンティフィックグループ　日本エフイー・アイ株式会社／消費者庁／日本プロバイオティクス学会／森永乳業株式会社／理化学研究所 辨野義己／CDC／NASA／NIAID／Shutterstock
【表紙・カバー・本扉】人体イラスト：©metamorworks/Shutterstock.com、写真すべて：©CDC　【前見返し・後見返し】©CDC

参考文献

『汗はすごい』（筑摩書房）／『イラストでわかる微生物学超入門』（南山堂）／『ウイルス・細菌の図鑑』（技術評論社）／『ウンチのうんちく』（PHP研究所）／『うんちの正体』（ポプラ社）／『絵でわかる寄生虫の世界』（講談社）／『おもしろサイエンス 微生物の科学』（日刊工業新聞社）／『おもしろサイエンス 美肌の科学』（日刊工業新聞社）／『カラー図解 人体の正常構造と機能』（日本医事新報社）／『感染症の事典』（PHP研究所）／『傷はぜったいに消毒するな』（光文社）／『寄生蟲図鑑』（飛鳥新社）／『寄生虫ビジュアル図鑑』（誠文堂新光社）／『人体常在菌のはなし』（集英社）／『人体に危ない細菌・ウイルス』（PHP研究所）／『ビジュアルワイド図説生物』（東京書籍）／『好きになる微生物学』（講談社）／『地球・生命の大進化』（新星出版社）／『腸内革命』（海竜社）／『腸内細菌・口腔細菌と全身疾患』（シーエムシー出版）／『日経サイエンス』2017年2月号（日経サイエンス）／『Newton』2018年4月号（ニュートンプレス）／『ニュートン別冊　驚異のバクテリア』（ニュートンプレス）／『ニュートン別冊　生命の誕生と進化の38億年』（ニュートンプレス）／『のぞいてみよう ウイルス・細菌・真菌図鑑』（全3巻、ミネルヴァ書房）／『微生物と香り』（フレグランスジャーナル社）／『標準皮膚科学』（医学書院）／『美容皮膚科ガイドブック』（中外医学社）／『フシギな寄生虫』（日本実業出版社）／『別冊・医学のあゆみ 腸内細菌と疾患』（医歯薬出版）／『別冊・医学のあゆみ 粘膜免疫UPDATE』（医歯薬出版）／『別冊日経サイエンス 微生物の驚異』（日経サイエンス）／『マイクロバイオームの世界』（紀伊國屋書店）／『わたしたちの体は寄生虫を欲している』（飛鳥新社）

※その他、各種文献、各専門機関のホームページを参考にさせていただきました。

イラスト	ふるやまなつみ、酒井真由美、ハユマ（原口結、小西麻衣）
装丁・本文デザイン	柳平和士
編集・構成	ハユマ（原口結、小西麻衣、戸松大洋）

ヒトの体にすみつく生き物
寄生虫から細菌・ウイルスまで

2018年9月25日　第1版第1刷発行

監　修　者　辨野義己
発　行　者　瀬津　要
発　行　所　株式会社PHP研究所
　　　　　　東京本部　〒135-8137　江東区豊洲 5-6-52
　　　　　　児童書出版部　☎03-3520-9635（編集）
　　　　　　児童書普及部　☎03-3520-9634（販売）
　　　　　　京都本部　〒601-8411　京都市南区西九条北ノ内町 11
　　　　　　PHP INTERFACE　https://www.php.co.jp/
印　刷　所　共同印刷株式会社
製　本　所　東京美術紙工協業組合

©PHP Institute, Inc. 2018 Printed in Japan　　　　　　　　　　　　　　ISBN 978-4-569-78795-4

※本書の無断複製（コピー・スキャン・デジタル化等）は著作権法で認められた場合を除き、禁じられています。また、本書を代行業者等に依頼してスキャンやデジタル化することは、いかなる場合でも認められておりません。
※落丁・乱丁本の場合は弊社制作管理部（☎03-3520-9626）へご連絡下さい。送料弊社負担にてお取り替えいたします。

NDC491　63P　29cm

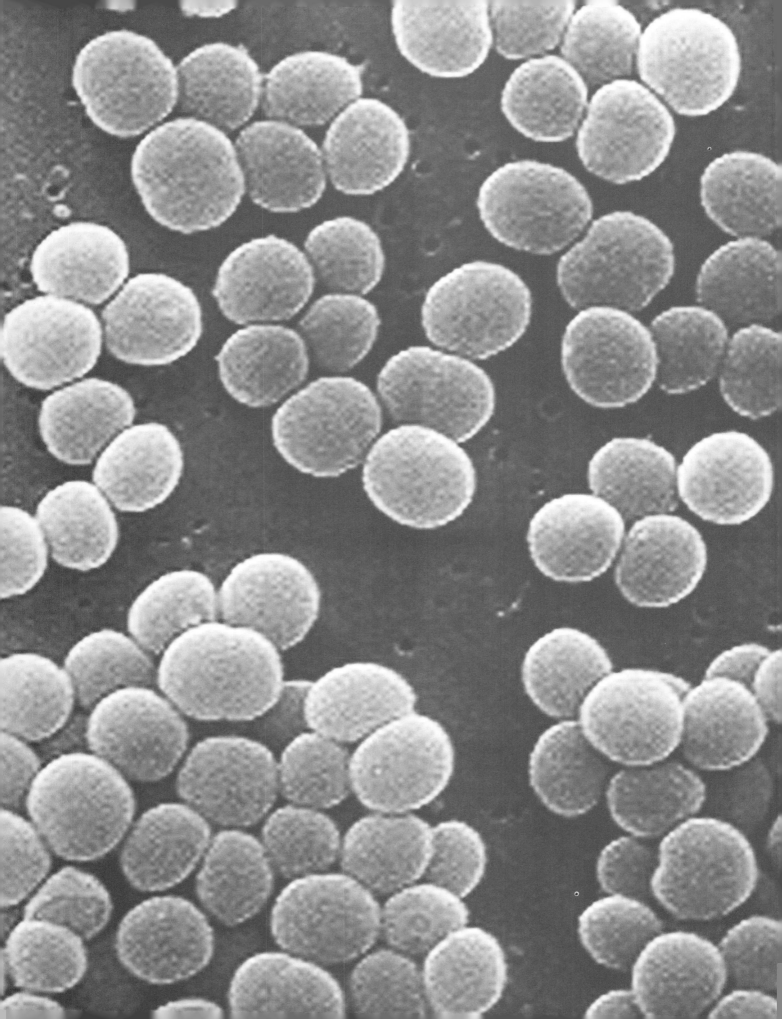